Geest – Verlag

Worte des Dankes

Wie glücklich kann ich sein, Menschen um mich zu wissen, die mir in meinem Leben und bei der Pflege geholfen haben.

Ein unendlicher Dank gilt an dieser Stelle meinem verstorbenen Mann. Dieses Buch ist ihm gewidmet.

Edith-Maria Soremba

Geschenkte Lebensjahre

Wir waren trotz ALS-Diagnose
glü cklich

Die Deutsche Bibliothek – Cip Einheitsaufnahme

Soremba, Edith-Maria: Geschenktes Leben.
Wir waren trotz ALS-Diagnose glücklich
Geest-Verlag 2005
5. Auflage, Januar 2008

ISBN 3-937844-49-X

Titelfoto wurde zur Verfügung gestellt
von
Benno Behrens
www.bilderprofi.de
BILDERPROFI, Bremer Tor 14, 49377 Vechta,
Tel.: 04441-84111, Fax: 04441-84616

Geest-Verlag
Lange Straße 41a
49377 Vechta-Langförden
Tel. 04447/856580
Fax: 04447/856581
Email: Geest-Verlag@t-online.de
http://www.Geest-Verlag.de

ALS – was ist das eigentlich?

Die Amyotrophe Lateralsklerose (ALS) ist eine chronische Erkrankung des zentralen Nervensystems. Erstmals wurde sie 1869 von dem französischen Neurologen Jean-Martin Charcot in Paris beschrieben.
Bei der ALS kommt es zur Zerstörung der Motoneurone, jener Nervenzellen im Gehirn, die den Bewegungsapparat steuern und eine wichtige Verbindung zwischen zentralem Nervensystem (Gehirn und Rückenmark) und der steuerbaren Skelettmuskulatur bilden.
Ohne diese Impulse aus dem Gehirn verkümmern die Muskeln. Es kommt zu einem Muskelschwund (Atrophie), einer Lähmung (Parese) oder Steifigkeit (Spastik) der Bewegungsmuskeln.
Die fünf Sinne (Schmecken, Hören, Sehen, Fühlen und Riechen) werden nicht beeinträchtigt, im Regelfall auch nicht das Gedächtnisvermögen. Auch Schmerzen gehören nicht zum Erscheinungsbild der ALS.
Derzeit ist keine Heilung möglich, aber das Fortschreiten der Erkrankung kann verlangsamt werden. Dieses Buch zeigt Wege auf, die den Erhalt bzw. die Verbesserung der Lebensqualität ermöglichen und individuell auf die Bedürfnisse der Patienten abgestimmt sind.

Inhaltsverzeichnis

Eine Aufgabe meines Mannes
Ein Auftrag an mich

Auch für ANDERE da sein,
das hatte mein Mann jahrzehntelang praktiziert.

Als er an ALS erkrankte, wollte er anderen Betroffenen so helfen, wie ihm geholfen wurde.

Unsere positiven Erfahrungen im Umgang mit der ALS zur Lebenserwartungsverlängerung, zur Lebensqualitätsverbesserung sollten weitergegeben werden.

Denn er war so dankbar für jeden Tag seines lebenswerten Lebens mit ALS und wäre am liebsten 100 Jahre alt geworden.

Er ist nicht an seiner eigentlichen Krankheit gestorben, sondern an einem Sekundenherztod – friedlich in meinen Armen zu Hause.

Ich werde – dies ist sein Auftrag an mich – versuchen, seine Aufgabe weiterzuführen.

Meine Aufzeichnungen über seine Krankheit und unser Leben mit ihr sind ihm, meinem geliebten Mann, gewidmet.

Der behandelnde Neurologe

Die Amyotrophe Lateralsklerose (ALS) ist eine fortschreitende Erkrankung des Nervensystems, bei der isoliert die motorischen Funktionen betroffen sind. Sie führt zu kontinuierlichem Kraftverlust in Armen und Beinen, aber auch im Bereich der Schluck-, Sprech- und Atemmuskulatur. Nicht betroffen sind die Sinneswerkzeuge (Berührungs- und Schmerzwahrnehmung, Sehen, Hören, Riechen, Schmecken) und die geistigen Fähigkeiten. Die richtige und rechtzeitige Diagnosestellung ist hierbei die erste und wichtigste Aufgabe des behandelnden Neurologen, da sonst ein psychisch und physisch aufreibendes Umherirren der Patienten in verschiedenen medizinischen und paramedizinischen Einrichtungen einsetzt. Medikamentöse Behandlungsmöglichkeiten sind nur sehr begrenzt vorhanden, somit ist die ALS eine klassische ‚unheilbare' Erkrankung.

Dies bedeutet jedoch nicht, dass sich ärztliches Handeln mit der Diagnose erschöpft. Es gibt zahlreiche Möglichkeiten, durch Medikamente, Hilfsmittel und Physiotherapie das Befinden der Patienten zu erleichtern. Sie und ihre Angehörigen benötigen zudem in den Jahren des stetigen Kräfteverfalls einen fachlich kompetenten ‚Kümmerer', der ihnen das Gefühl gibt, nicht allein gegen die Hoffnungslosigkeit kämpfen zu müssen. Dies ist eine anspruchsvolle, aber auch dankbare Aufgabe der betreuenden Hausärzte und Neurologen.

Edith-Maria Soremba schildert in ihrem Beitrag die Auseinandersetzung mit der ALS und dem ‚Medizinbetrieb' aus der Sicht einer engagierten und liebevollen Ehefrau. Ein Einzelschicksal kann nicht verallgemeinert werden, für Betroffene und deren Angehörige kann eine derartige Darstellung jedoch durchaus eine Hilfe sein. Vermittelt sie doch die Einsicht, dass gerade bei dieser schweren Erkrankung Aspekte der Persönlichkeit, der Lebensgeschichte und der Beziehung zu Freunden und nahen Angehörigen immer wichtiger werden und manches auch an Klarheit gewinnt.

Prof. Dr. med. A. Engelhardt
Chefarzt der neurologischen Klinik
in Oldenburg

Der Hausarzt

Ärztlicher Bericht:

Seit Juni 2001 trat bei Herrn Soremba eine zunehmende Müdigkeit verbunden mit einer Gewichtsabnahme auf, so dass im November 2001 die Diagnose einer Amyotrophen Lateralsklerose (ALS) gestellt wurde.
Die Familie und Herr Soremba wurden voll über den Verlauf und die Prognose der Erkrankung aufgeklärt.
Wohl wissend, dass es keine Besserung bzw. Heilung der Erkrankung geben wird, hat Herr Soremba sein Schicksal in seine Hände genommen und mit Hilfe seiner Frau jeden Tag als Geschenk Gottes angenommen und ganz bewusst gelebt.
Als hausärztlich betreuender Arzt habe ich nie ein klagendes Wort aus dem Munde des Patienten gehört. Auch seine ihn aufopferungsvoll über 24 Stunden am Tag betreuende Ehefrau hat nicht geklagt, sondern sich um ihren Mann in allen Dingen liebevoll gekümmert.
Herr Soremba hat all seine Kräfte auf seine Frau und die Familie konzentriert und somit eine Zeit der Liebe und Ausgeglichenheit durchlebt, bis der Tod ihn dann doch plötzlich von seiner Erkrankung erlöst hat.
Dr. med. H. Peter Cromme
Internist

Der Arzt als Nachbar

Liebe Frau Soremba,

wir kennen uns nunmehr über 30 Jahre. Unsere ersten Berührungspunkte waren Kinder, die Sie als Pädagogin auf das Äußerste gefördert haben. Sie haben vor 30 Jahren sich schon für die von der Pädagogik vernachlässigten Kinder mit einer Lese-Rechtschreibstörung, einem Aufmerksamkeitsdefizit-Syndrom u.ä. interessiert.

Ich habe während der ganzen Zeit unserer Bekanntschaft immer Ihre zielorientierte Beharrlichkeit bewundert, wobei ich manchmal ehrlich gesagt den Eindruck hatte, dass auf Ihrer Seite die positiven Restsymptome des Hyperkinetischen Syndroms zum Ausdruck kommen. Nachdem ich Ihren Mann als quasi Nachbar und auch Genossen kennengelernt habe, war mir klar, wie gut Sie beide zueinander passen. Er verkörperte die ruhige Beharrlichkeit mit einem unglaublichen Humor. Aufgrund seiner Lebenserfahrung wusste er um die Schattenseiten der menschlichen Natur gut Bescheid, was seinem unverbrüchlichen Optimismus keinen Abbruch getan hat. Ich war erschüttert, als ich Ihren Mann zum ersten Mal im Rollstuhl sitzen sah und von der ALS-Diagnose erfuhr. Sich diesem Schicksal zu stellen, ist wohl eine der größten menschlichen Herausforderungen. Die Freude, die Ihr Mann am Stoppelmarkt 2003 ausstrahlte, war ansteckend. Die unerhörte Leistung, die Sie pflegerisch erbracht haben, erfüllt mich mit tiefster Bewunderung.

Es ist klar, dass die Quelle der Kraft für diese Leistung auf der Seite Ihres Mannes und auf Ihrer Seite nur eines ist: Die Liebe!

Ich bin sicher, dass dieses Beispiel, das Sie nach außen abgegeben haben, mehr zur Verbesserung der Welt beiträgt als tausende Worte und gute Absichten.

Dr. med. H. Koch
Chefarzt des St. Marienhospitals Vechta, Klinik für Kinder- und Jugendmedizin

Wie fing es an?
Erste Anzeichen von ALS treten auf

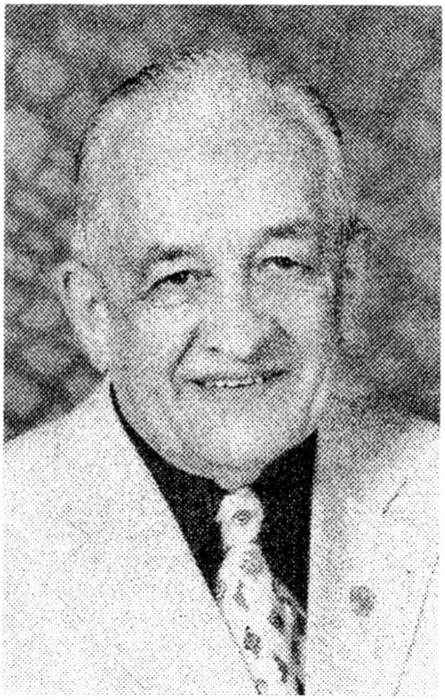

18. Mai 2000
Der strahlende Hans-Joachim an seinem 80. Geburtstag. Ein unvergesslich schönes Fest, das am ersten Abend nur in der Familie, am folgenden Tag im Festzelt im Garten mit der Familie, Nachbarn und Freunden gefeiert wird. Die Enkelkinder Kristin und Maurice gratulieren ihrem geliebten Opa mit ihren Gedichten und Liedern und bedanken sich dabei auch für seine Hilfen im schulischen Bereich.

Unser Sohn Michael hält eine bewegende Laudatio auf seinen Vater. Der Gefeierte will erwidern und dabei auch Dankesworte für seine Frau anbringen. Doch seine Stimme versagt. Er geht weinend und beschämt zu seinem Platz zurück. Ich ‚fange' ihn ab und beruhige ihn, denn ich weiß, dass er ‚reden' kann. Ein Ehrentanz soll stattfinden, doch Jochens Kniegelenk knickt ein. Wir müssen abbrechen. Die allgemeine Betroffenheit wird überbrückt durch die vielseitige Fröhlichkeit der Familienmitglieder.

Um Mitternacht sorgt Jochens jüngste Schwester (im Rollstuhl sitzend) mit ihrer Tochter und ihrem Schwiegersohn für eine neue Geburtstagsüberraschung. In unserem Garten über dem Gartenhaus lässt sie 80 Luftballons mit Wunderkerzen zum Vechtaer Sternenhimmel hochsteigen. Alle noch Anwesenden dürfen einen Wunschzettel anheften. Was hat mein Mann sich wohl gewünscht?

Erste Symptome der ALS

Die ersten Symptome sind bei den einzelnen Kranken sehr unterschiedlich. Sie können zum Beispiel als Schwäche einer Hand (plötzlich ein Glas nicht mehr festhalten) oder eines Unterarms auftreten. Ein Teil der Erkrankten zeigt zuerst Sprech-, Kau- oder Schluckbeschwerden. Möglich, aber seltener, zeigen sich zuerst Schwächen im Bereich der Unterschenkel- und der Fuß-, der Schulter- oder der Oberarmmuskulatur.
Schmerzhafte Muskelkrämpfe und unwillkürliche Muskelzuckungen sind gleichfalls bereits im frühen Stadium der Krankheit anzutreffen.

Beim Empfang am Vormittag des nächsten Tages müssen die etwa 80 Gäste aus dem Festzelt im Garten ins geräumige Wohnzimmer unseres Hauses flüchten. Der Sturm ist heftig und nahezu bedrohlich geworden. Doch das tut dem Fest keinen Abbruch. Es wird gefeiert, geschmaust und gelacht. Für das Letztere sorgt besonders der Entertainer Jan-Willem (ein langjähriger Freund der Familie). Mit seinem ergreifenden Lied ‚Gloria' (Dank an die Schöpfung) wird ein weiterer Höhepunkt erreicht.

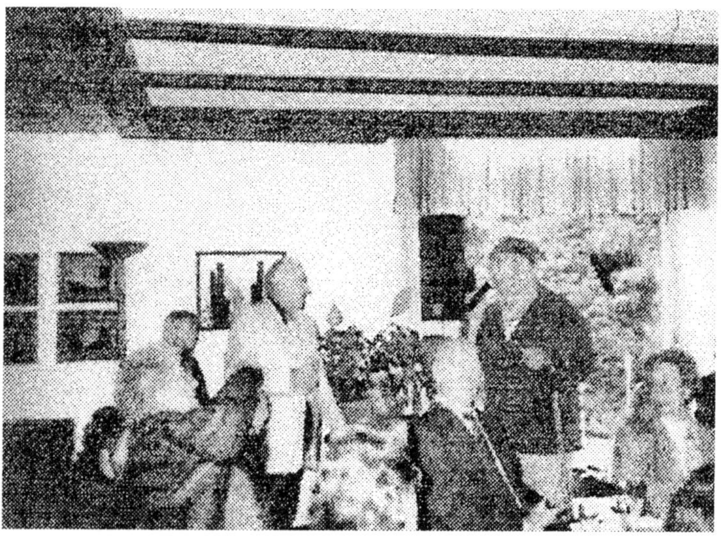

Jan Willem auf der Geburtstagsfeier meines Mannes

Als wir am Abend (endlich) alleine sind, bekommt mein Mann nun mein Geschenk: Einen Liebesbrief – "Die Geschichte unserer Ehe". Es ist eine 23-seitige Broschüre, aufgelockert mit ‚sprechenden' Bildern. Mein Mann ist tief gerührt. Den Text lese ich ihm im Bett vor und wir überdenken dabei gemeinsam die Stationen unserer 51-jährigen Ehe, die durch alle Höhen und Tiefen ging. Dabei stellen wir übereinstimmend fest, dass wir es immer wieder miteinander ‚wagen' würden.

Was sind wir glücklich an diesem Abend nach dem so gut gelungenen Geburtstagsfest.

Und wir sind Gott so dankbar für die vielen Jahre unserer Gemeinsamkeit und auch dafür, dass wir uns gesund fühlen dürfen.
Stimmt das auch bei IHM?

Auf der Suche nach einer richtigen Diagnose – Der (erschreckende) Befund

Nach den beiden Zwischenfällen bin ich besorgt um meinen Mann und beobachte ihn genauer. Jedoch muss es heimlich sein, denn er will nicht als Schwächling gelten. Immer häufiger knickt er beim Gehen ein. Er will uns seine großen Schmerzen im Kniegelenk verheimlichen, doch diese werden immer stärker und offensichtlicher. Der stattliche Mann beginnt zu humpeln. Nur ungern nimmt er zur Entlastung die erste Gehstütze an. Wenig später muss er sich auch zur zweiten bekennen.

Ich kann ihn auch nur mühsam dazu bewegen, immer wieder neue Ärzte aufzusuchen. Die vielen Untersuchungen belasten ihn sehr und können nichts Besonderes aufdecken, selbst eine Computertomographie nicht. Allerdings soll er am Kniegelenk operiert werden. Doch Joachim lehnt strikt ab. Seine Schiefhaltung wird immer offensichtlicher und sein Gewichtssturz um 35 kg wird bedrohlich. Der Chefarzt einer neurologischen Abeilung in einem Krankenhaus bescheinigt nach einer halbtägigen Untersuchung (mit Szintigramm): Degenerationserscheinungen, Altersbeschwerden, keine besonderen Medikamente notwendig. Nun kann sich Jochen nur noch aufgestützt auf einem Rollwagen fortbewegen. Die Zuckungen in seinem Gesicht nehmen epileptische Formen an, zwischendurch sinkt Joachim beim Sprechen in sich zusammen, fällt in einen schlafähnlichen Zustand, von lauten Schnarchtönen begleitet. Sein Gesicht wird blasser, die Lippen farbloser, die Stimme immer dünner. Auch eine Hals-Nasen-Ohrenärztliche Untersuchung kann keinen organischen Befund erbringen. Eine Sprachheiltherapie lehnt mein Mann mit Entrüstung ab. Als Zusatzbelastung wird eine seit Jahren bestehende Schuppenflechte immer offensichtlicher, juckender und quälender. Verschiedene Medikamente bringen keine Abhilfe und die Bestrahlungen, verbunden mit Fahrten zur hautärztlichen Praxis, werden allmählich zu belastend.

Nun wird auch die Atmung immer anstrengender. Erstickungsanfälle häufen sich. Jedoch lassen Untersuchungen bei mehreren internistischen Fachärzten keine organischen Befunde an Lunge und Herz erkennen. Ein Chefarzt wünscht eine zusätzliche Untersuchung in einem Schlaflabor, jedoch nach 12 Wochen Wartefrist. Ein anderer Chefarzt ordnet eine medizinische Trainingstherapie an (MTT). Bei allen Untersuchungen und Behandlungen bleibe ich immer bei meinem Mann und ich kann es kaum noch mit ansehen, wie er sich bei dieser Art von Übungen quälen muss. Ähnlich ergeht es wahrscheinlich auch dem Krankengymnasten, der mich zur Seite nimmt und mir die Vorstellung meines Mannes bei einer Lungenfachärztin empfiehlt. Ich erreiche dort einen Eiltermin für den nächsten Tag. Nach der Blutgasanalyse und der Lungenfunktionskontrolle bekommt er die ersten Sauerstoffgaben durch eine Nasenbrille zugeführt. Zu meinem Erstaunen belebt sich sein Gesicht, die Lippen röten sich und seine Stimme klart auf. Ein ‚kleines Schlaflabor' wird uns mitgegeben. Als ich meinem Mann die Apparaturen in der Nacht anlegen will, wehrt er sich vehement dagegen. Nun lese ich ihm ein spannendes Buch vor und er erträgt die Belastung bis morgens um 6.00 Uhr. Den erschreckenden Befund gibt mir die Ärztin telefonisch durch:

„*... Die Lungenfunktionsfähigkeit massiv eingeschränkt, Sauerstoffunterversorgung, jedoch an Lunge und Herz keine besonderen negativen organischen Befunde.*"

Mein Mann müsse schnellstens zur weiteren Untersuchung in ein ‚großes Schlaflabor', z.B. nach Bremen oder nach Oldenburg. Die telefonische Anfrage ergibt Wartezeiten von einem halben Jahr. Auch mein Telefonat mit dem stellvertretenden Chefarzt lässt keine andere Möglichkeit erkennen. Da rufe ich verzweifelt aus: „Wenn mein Mann noch ein halbes Jahr warten muss, dann ist er entweder doof oder tot!"

Stille in der Leitung, dann eine betretene Stimme: „Sie bekommen morgen noch einen Bescheid." Am nächsten Tag gebe ich am Nachmittag wieder lerntherapeutischen Unterricht, während mein Mann seinen Mittagsschlaf hält. Braucht er meine Hilfe, so kann er mich durch eine laute Fahrradhupe am Bett sehr schnell herbeirufen. Ich habe durch die Erkrankung meines Mannes weitgehend meine lerntherapeutische Arbeit eingeschränkt, doch die schwierigsten Fälle behalten. Sie sind für mich ein Gradmesser, wie weit ich Kindern Hilfe vermitteln kann durch Anheben ihres Selbstvertrauens, Vermittlung von Lernfreude oder allmählichem Leistungsanstieg.

An diesem Tag spüren meine Schützlinge, dass mit ‚ihrer' Frau Soremba etwas nicht stimmt. Sie versuchen, mir durch besondere Aufmerksamkeit und liebevolles Anblicken zu helfen. Um 16.00 Uhr kommt endlich der erwartete Anruf: „Sie können Ihren Mann morgen zur Kontrolluntersuchung ins Schlaflabor bringen. Stellen Sie sich auf 2-3 Tage mit allen Nachuntersuchungen ein!"

Organisatorisch habe ich mit Hilfe unseres Sohnes Armin alles schnell geregelt, jedoch mein Mann ist nicht bereit. Er, gewachsen wie eine Eiche, bislang kerngesund, hatte – mit Ausnahme nach einem kleinen Glatteisunfall – noch nie im Krankenhaus gelegen. „Wenn du nicht bei mir bleibst, kannst du das Krankenhaus vergessen", ruft er aufgebracht. So verspreche ich ihm, auch im Krankenhaus stets bei ihm zu bleiben. (Würde ich dieses Versprechen auch halten können?)

Diagnose von ALS

Die Diagnose stellt der Neurologe. Doch kaum jemand wird bei den ersten Symptomen ahnen, dass es sich bei seiner Erkrankung um ALS handelt. Auch bei vielen Ärzten dürfte die Information über die Krankheit gering sein. So beginnt häufig eine Odyssee von Arzt zu Arzt, ehe ALS festgestellt wird.

Die Erkrankten müssen klinisch untersucht werden, die Muskulatur in Bezug auf Muskelkraft und -schwund beurteilt werden, Atemfunktionen müssen geprüft werden, ebenso Schluckakt und Atemvolumen. Zur Unterscheidung von anderen Muskelerkrankungen müssen zudem die Funktionen des Nervensystems, die normalerweise nicht von ALS betroffen sind, genau untersucht werden.

Zahlreiche Zusatzuntersuchungen (Elektromyographie, Nervenleitergeschwindigkeit etc.) dienen vor allem dazu, andere Krankheitsprozesse auszuschließen, die der ALS sehr ähnlich sein können.

Wichtige Erstinformationen vermitteln die Internetseiten und Broschüren der Deutschen Gesellschaft für Muskelkranke:

http://www.dgm.org/muskelk/index.html

Unser Sohn Armin fährt uns nach Oldenburg. Bedrückendes Schweigen auf der Hinfahrt bei allen Dreien. Als ich mich nach unserer Einlieferung in das Pius-Hospital von ihm verabschieden muss, sieht er die Angst in meinen Augen. Meinem Mann muss ich sie verschweigen. Wir kommen sofort ins ‚Große Schlaflabor' und werden dort von der zuständigen Schwester sehr freundlich empfangen.

Sie ist meinem Mann aufmunternd behilflich und verhält sich so menschlich warm, dass auch bei mir die Angst allmählich schwindet. Der Untersuchungsraum ist groß genug, so dass auf meine Bitten hin noch ein Bett für mich hereingeschoben werden kann. Am Abend werden meinem Mann von zwei Krankenschwestern die Apparaturen für die aufwändige Untersuchung am ganzen Körper angelegt. Er soll bis morgens durchhalten, doch schon um Mitternacht will er sich die so quälende Verkabelung herunterreißen. Eine sehr gütige Nachtschwester spricht beruhigend auf ihn ein und ich flehe ihn an, doch durchzuhalten. Nun schafft er es bis 6.00 Uhr. Das Ergebnis dieser Untersuchung ist bedrückend mit der Konsequenz:

„... Maskenbeatmung während der Nacht und zum Mittagsschlaf, tagsüber ständige Sauerstoffzufuhr über eine Sauerstoff-Nasenbrille."

Wir werden gefragt, ob im Anschluss an diese Krankenhausbehandlung eine Krankenpflegekraft die lebensnotwendige Heimbeatmung Tag und Nacht übernehmen soll oder ob ich mich anlernen lassen will. Voll Freude entscheide ich mich für meine Ausbildung. So kann ich problemlos bei meinem Mann bleiben.

Den Tagessatz des Krankenhausaufenthalts für mich zahle ich selbstverständlich aus eigener Tasche. In das schmale Zimmerchen, in dem es zum Glück ein Waschbecken, einen Spind, einen Stuhl und ein kleines Tischchen gibt, wird ein Zusatzbett hineingeschoben. Das Pflegepersonal ist sehr höflich und nimmt es dankbar an, dass ich die gesamte Körper- und Intimpflege meines Mannes übernehme. Die Chefärztin ist zwar in Urlaub, jedoch bemüht sich der sehr versierte Oberarzt intensiv um meinen Mann. Auch eine Seelsorgeschwester gibt uns Stärkung. Das Essen ist ebenfalls gut. Bei den vielfältigen weiteren Untersuchungen kann ich dabei bleiben.

In die Bedienung der Beatmungsgeräte werde ich sorgfältig eingewiesen, so dass auch während der nachfolgenden zwei Jahre die Heimbeatmung im Haus – obwohl ich technisch unbegabt bin – problemlos funktioniert. Bei meinem Mann müssen die verschiedensten Formen von Gesichtsmasken von unterschiedlichen Herstellern ausprobiert bzw. immer wieder ausgetauscht werden. Sie bereiten ihm nicht nur Schmerzen, sondern verursachen auch eine Lädierung seines Nasenrückens, die kaum heilbar ist. Später schafft eine Individualmaske eine dauerhafte Abhilfe.

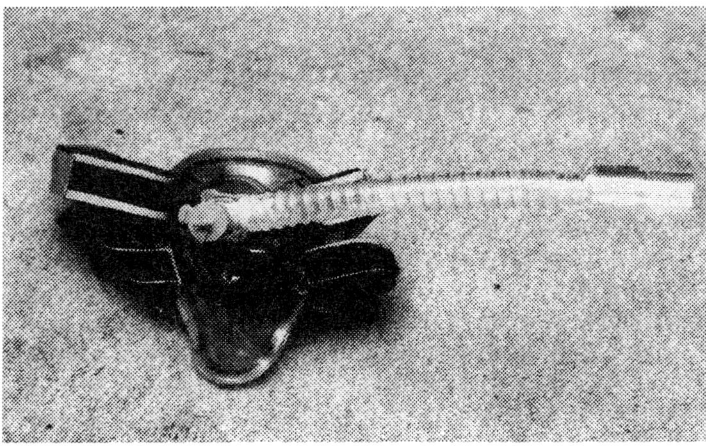

Die Individualmaske meines Mannes

Meinen 75. Geburtstag, den mir meine Familie eigentlich ganz festlich zu Hause gestalten wollte, verbringe ich bei meinem Mann im Krankenhaus. Es soll nur niemand davon erfahren. Doch am 8. November, noch vor dem eigentlichen Wecken, erklingt ein Geburtstagsständchen vor unserer Krankenzimmertür. Pflegepersonal und Oberarzt gratulieren mir mit einem Blumenteller, geschmückt mit 75 brennenden Teelichtern. Mein Mann und ich sind tief gerührt. Und trotz aller Beschwernisse denke ich mit Dankbarkeit zurück an all das Gute, das mein Mann und ich auch bei den späteren noch notwendigen drei kurzen Kontrolluntersuchungen in diesem Krankenhaus erfahren haben.

Als nach 13 Tagen noch kein endgültiger organischer Befund festzustellen ist, soll mein Mann zur reinen Routineuntersuchung dem Chefarzt einer neurologischen Abteilung vorgestellt und danach in häusliche Pflege entlassen werden. Es ist ein verhältnismäßig junger Professor, der uns nach einer kurzen neurologischen Untersuchung ernsthaft anblickt: ALS!

Mein Mann und ich hören zum ersten Mal dieses schreckliche Wort und werden über den möglichen Verlauf dieser Krankheit rückhaltlos aufgeklärt. Ich sehe das Erschrecken in den Augen meines Mannes und wehre ab:

„Es gibt den allgemeinen Verlauf, den Einzelfall und den lieben Gott. An den glauben wir beide. Wir nehmen diese Krankheit GEMEINSAM an.“

Auf die bange Frage der Vererbbarkeit, die wir sofort stellen und die auch später oft an uns gerichtet wird, möchte ich jetzt mit einem Auszug aus einem Informationsblatt der DGM (Deutsche Gesellschaft für Muskelkranke e. V.) antworten:

Familiäre Form der ALS

Die ALS ist in der Regel keine erbliche Erkrankung, sondern tritt sporadisch auf (häufige sporadische Form). In der überwiegenden Mehrzahl der Fälle ist damit die Befürchtung, dass Kinder eines Patienten später ebenfalls betroffen sein werden, nicht berechtigt. Dies gilt vor allem dann, wenn bisher keine Krankheitsfälle in der Familie vorgekommen sind. Die ALS ist auch nicht ansteckend.

Bei etwa 5-10% der ALS-Patienten kommen weitere Krankheitsfälle in der Familie vor (seltene familiäre Form). In jüngster Zeit konnte bei einem Teil der Familien mit der erblichen Form der ALS der genetische Defekt auf dem Chromosom 21 nachgewiesen und genauer charakterisiert werden. Es handelt sich hierbei um eine Mutation im Gen der Superoxiddismutase 1 (SOD 1), einem Enzym, das für die Entgiftung bestimmter Stoffwechselprodukte verantwortlich ist. Auf welchem Weg dieser Enzymdefekt zum Krankheitsausbruch führt, ist bisher nicht abschließend geklärt; möglicherweise führt die Mutation zu einer Funktionsänderung des Enzyms, die auf Motoneurone toxisch wirkt. Diese Mutation liegt weltweit nur bei etwa 10% der familiären ALS-Patienten vor, in Deutschland sind nur einzelne Familien beschrieben. Möglicherweise stellt aber diese seltene Mutation ei-

nen wichtigen Zugang zum Verständnis der weit häufigeren sporadischen ALS dar. Für die übrigen 90% der familiären ALS-Fälle ist die Mutation noch nicht bekannt.

Sollten mehrere Familienmitglieder an einer ALS erkrankt sein, so empfiehlt sich eine genetische Beratung. Wegen der erheblichen Konsequenzen, die sich aus dem Resultat für den Patienten und seine Angehörigen ergeben, sollte erst nach eingehender Information und reiflicher Überlegung eine genetische Testung vorgenommen werden.

In meinen Beschreibungen des Krankheitsverlaufs vom Anfang bis zum würdigen Ende will ich keine wissenschaftliche Diskussion vorstellen, sondern den Ratsuchenden praktische Hilfen vermitteln. „Was wäre die Wissenschaft ohne Praxis – die wissenschaftlichen Erkenntnisse ohne praktische Umsetzungsmöglichkeiten." (Prof. Dr. med G. Jörgensen†)

Speziellere Informationen, auch einen Kurzeinblick zur ALS, zu ihren Symptomen, zu ihrem Erscheinungsbild, zur Diagnose, zur Behandlung, zu ihren Zukunftsperspektiven usw., können auf Wunsch von der DGM-Bundesgeschäftsstelle zugesandt werden (siehe Literaturverzeichnis im Anhang, auch mit Hinweisen auf spezielle Fachbücher).

Ich kann jedem Betroffenen nur dringend empfehlen, Mitglied dieser Gesellschaft zu werden, die so viele Informationen und Hilfen vermittelt.

Der behandelnde Neurologe hat in den nachfolgenden Wochen, Monaten und Jahren nicht nur meinen Mann fachärztlich hervorragend versorgt, sondern auch mir eine starke seelische Begleithilfe gegeben, als ich manchmal mutlos werden wollte oder Angst hatte, etwas ‚falsch' zu machen. Aber auch zu Hause waren nicht nur der Hausarzt oder seine Vertreterin, sondern auch Ärzte der verschiedensten Fachrichtungen stets zu ärztlicher Hilfe bereit. Sie kamen sogar ins Haus, als meinem Mann Fahrten in die Praxis einfach zu beschwerlich wurden. Daneben haben mein Mann und ich, auch nach seinem Tode, in unserem Umfeld eine Flut von Hilfsbereitschaft, an christlicher Nächstenliebe kennen gelernt, wie sie gerade in dieser Zeit beispielhaft sein kann!

Zwei Jahre häusliche Kranken- und Intensivpflege Heimbeatmung

Vom Krankenhaus zurück, fühlte sich mein Mann in seiner häuslichen Umgebung bald wieder wohl. Vor der Haustür wartete schon der vom Krankenhaus organisierte Kundendienst der Beatmungsgerätefirma, der mich zusätzlich in die Heimbeatmung vor Ort einweisen sollte. In einem Wohnraum neben dem Schlafzimmer schloss der Techniker einen SAUERSTOFFKONZENTRATOR an. Ein Gerät, das den Sauerstoff aus der Umgebungsluft herausfiltert. Dadurch kann ein bis zu 95% gereinigter Sauerstoff hergestellt werden. Neben der Maskenbeatmung in der Nacht und zum Mittagsschlaf war meinem Mann zusätzlich tagsüber eine O^2-LANGZEIT-THERAPIE verordnet worden. Während der umfangreichen Untersuchungen der Blutgase (p O^2, pCO^2) in Ruhe, unter Belastungsbedingungen, auch während des Schlafs (Schlaflabor) war diese Erfordernis erkannt worden. Durch einen dünnen Schlauch, vom Sauerstoffkonzentrator zur Nase geleitet, sollte mein Mann auch tagsüber durch eine Sauerstoff-Nasenbrille Sauerstoffzufuhr erhalten. Eine Sauerstofflangzeittherapie ist nicht für jeden ALS-Kranken erforderlich. Im Falle meines Mannes war sie notwendig.

Ein ALS-Kranker hat eigentlich keine primäre Lungenerkrankung, so dass die Sauerstoffaufnahmefähigkeit der Lunge erhalten ist. Dadurch aber, dass die Atemmuskulatur funktionsschwach ist, kann die eigentlich gesunde Lunge ihre Aufgabe nicht erfüllen. Dadurch ist die Beatmung bei den Muskelkranken auch so erfolgreich, wie z.B. im Falle meines Mannes.

Auch unser jüngster Sohn Ingo war mit seiner Frau Katja zu uns gekommen. Sie wollten sich mit einarbeiten lassen für den Fall, dass ich einmal ausfallen würde. Natürlich war eine gewisse Vorsicht geboten und die Regeln der Gebrauchsanleitung mussten beachtet werden. Wenn Zweifel auftraten, holte ich mir telefonischen Rat bei der Firma bzw. deren Techniker kamen ins Haus, selbst mitten in der Nacht oder in den frühen Morgenstunden. Trotzdem ich technisch nicht besonders begabt bin, klappte alles problemlos.

Während eines DGM-Landestreffens am 2. Oktober 2004 in Hannover hielt Herr Prof. Dr. B. Schönhofer einen sehr eindrucksvollen Vortrag zum Thema ‚Atmung und Beatmung bei neuromuskulären Erkrankungen'. Bei diesem Vortrag wurde mir bewusst, wie wichtig und richtig meine damals intuitiven Entscheidungen (Pflegen zu Hause, Heimbeatmung etc.) waren. Bei nachfolgenden telefonischen und schriftlichen Kontakten benannte mir Herr Prof. Dr. B. Schönhofer zwei ergänzende Studien

zum Effekt der Heimbeatmung bei ALS-Kranken (vgl. Literaturliste).
MUT! NUR MUT zur Heimbeatmung!
Lieber einen Tag versucht, als auch nur einen Tag unterlassen!
Alles, was zur Entlastung der geschwächten Atemmuskulatur dient, sollte doch zumindest versucht werden.
(Ausführliche Informationen dazu erhalten Sie beim DGM.)

Zurückblickend weiß ich, dass diese Maßnahme für meinen Mann lebensrettend und lebenserhaltend war. Unter meiner Hilfe führte er die Heimbeatmung (Maskenbeatmung) regelmäßig auch des Nachts und in den Mittagsstunden durch, so dass eine Verbesserung seines Zustands bald auch in einem Befundbericht der Lungenfachärztin Frau Dr. med. Silke Hinrichs zum Ausdruck kam:

„... Atemwiderstand (ROS) normwertig; seit der letzten Untersuchung vom März des Jahres keine Verschlechterung, die Lungenfunktion hinsichtlich der Vitalkapazität sogar besser. Auch die Mikroblutgasanalyse ist recht gut. Eine medikamentöse Therapie ist meinerseits nicht erforderlich ...“

Es trat kein Erstickungsanfall mehr auf und ihm blieb ein Luftröhrenschnitt erspart, vor dem er sich so gefürchtet hatte. Somit kam es nicht nur zu einer Verlängerung seiner Lebenserwartung, sondern auch zu einer Verbesserung seiner Lebensqualität.

Heimbeatmung

Der Mensch kann ohne Atemluft nicht leben. Im Wesentlichen vollzieht sich die menschliche Atmung über die Lunge. Kommt es infolge von ALS oder anderer Nerven- oder Muskelerkrankungen zu einer Schwächung der Atmungsmuskulatur, verhindert dies die notwendige Lungenbelüftung. Der Lunge wird nicht mehr genügend Sauerstoff zugeführt und der Kohlendioxydspiegel steigt. Um einen Krankenhausaufenthalt mit Anschluss an eine Beatmungsmaschine oder einen Luftröhrenschnitt zu vermeiden, kann in vielen Fällen die Heimbeatmung durchgeführt werden und zwar zumeist in der Form der sogenannten Positivdruckbeatmung. Das bedeutet, dass ein Sauerstoffkonzentrator aus der Luft den Sauerstoff konzentriert und dem Patienten über eine Nasenmaske zuführt. Zumeist reicht eine Beatmung des Patienten über Nacht aus, bei einigen Patienten ist jedoch – wie bei meinem Mann – eine Beatmung auch über zumindest einige Stunden am Tag notwendig.

Die durch die Heimbeatmung verbesserte Lungenbelüftung führt zu einer Steigerung der körperlichen und geistigen Leistungsfähigkeit des Erkrankten und erhöht seine Lebensqualität. Es gibt auch transportable Geräte, mit denen sich der Patient zumindest für einige Zeit außerhalb des Hauses bewegen kann.

Mein Mann konnte jeden Tag seines Lebens bewusst und lebenswert weiterleben.

Für die Hauspflege hatte ich mich schon im Krankenhaus eingelesen (Broschüre aus dem Bundesministerium für Gesundheit) und – wiederum vermittelt durch das Krankenhaus – Kontakte zum DGM (Deutsche Gesellschaft für Muskelkranke e. V.) aufgenommen. Auch von dort erfuhr ich weitgehende Unterstützung durch telefonische Beratung, Zusendung von Informationsbroschüren und Teilnahme an ALS-Gesprächskreistreffen, dem Erfahrungsaustausch Betroffener und deren Angehörigen. Als spezielle Probleme auftauchten, z.B. die richtige Versorgung mit Hilfsmitteln oder der ‚Umgang' mit der privaten Krankenversicherung, konnten mir deren Sozialarbeiterinnen sachliche und fachliche Auskünfte unentgeltlich erteilen. Selbst nach dem Tode meines Mannes wurde mir von dort noch großer menschlicher Beistand und seelischer Zuspruch vermittelt. Wenn ich im Laufe der zwei Jahre bei der häuslichen Kranken- und Intensivpflege unsicher wurde, dann stand mir der behandelnde Neurologe nicht nur bei unseren ambulanten Besuchen, sondern auch mit telefonischer Beratung, stets hilfreich zu Seite. Der Hausarzt kam regelmäßig zu Besuch, überwachte fürsorglich den Gesamtzustand meines Mannes und kontrollierte sorgfältig Urin und Blutbild, das stets unauffällig blieb. Erschien auf irgendeinem Gebiet ein zusätzlicher fachärztlicher Beistand als notwendig, so kam auch dieser in die Wohnung. Die benötigten Medikamente wurden aus der Apotheke ins Haus gebracht, ebenso knapp gewordene Lebensmittel durch entsprechende Einzelhandelsgeschäfte ins Haus geliefert. Freunde, Bekannte, Nachbarn boten für Tag und Nacht ihre Hilfe an und sprangen auch ein, als die Not groß war. Ein vielseitiger Bring- und Hilfsdienst klappte vorbildlich. Die Hilfsbereitschaft einer breiten Bevölkerungsschicht war überwältigend; vielleicht der Dank für die jahrzehntelange Hilfsbereitschaft meines Mannes.

Die Krankenkommunion empfing mein tiefgläubiger Mann einmal pro Monat mit freudiger Erwartung. Bei den anschließenden Gesprächen mit Herrn Propst Weigand, die meinen Mann sehr anregten, beklagte er niemals sein Schicksal.

Besuche, Telefonate, fast täglich, erhielt mein Mann nicht nur aus dem Kreis der großen Familie, sondern auch von Freunden, Nachbarn und Bekannten. Er verstand dabei nicht nur, hochinteressant von seinen Erinnerungen aus Kindheit, Krieg, Sturzkampffliegerzeit, Gefangenschaft, von Aufgaben aus Beruf und Kommunalpolitik zu erzählen, sondern zeigte reges Interesse am Tages-Umwelt-Staatsgeschehen und der Weltpolitik. Die Tageszeitung las er täglich gründlich, verfolgte aktuelle und politische Themen aufmerksam im Fernsehen und empörte sich – als ehemaliger Kommunalpolitiker – in zunehmendem Maße über das politische Geschehen in seinem Lande.

Es war einfach verblüffend, welch großes Erinnerungsvermögen er besaß, insbesondere für Zahlen und Daten. Ich habe oftmals gesagt: „Je weniger Muskelkraft in seinen Beinen, umso mehr Geisteskraft im Gehirn." Auch die Sinnesleistungen verschärften sich zusehends: Die Augen im ‚Hineinsehen', die Ohren im ‚Hineinhören' und das Herz im ‚Hineinfühlen'. Er war weiterhin mit Worten und Taten für Familie und andere da.

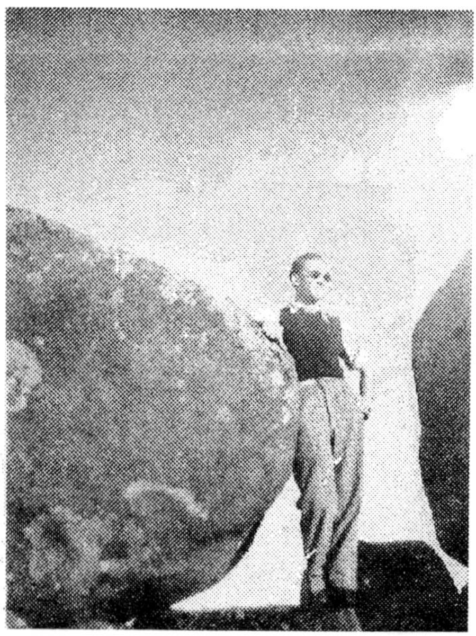

Mein Mann war nicht nur in jungen Jahren sportlich

Es war erstaunlich, wie gut er Schach spielen konnte, oftmals sogar gegen zwei Gegner, und niemals dabei verlor, höchstens ein ‚Remis', ein Unentschieden, zuließ.

Ich dachte häufig an die fast unvorstellbaren geistigen Leistungen des Kosmologen Stephen Hawking, benannt als ‚Herr des Universums' (siehe Literaturangabe ‚Einsteins Traum').

ALS – Die Krankheit der Hochbegabten?

Rund 600 Deutsche leiden an ALS. Jedes Jahr kommen mehrere hundert Neuerkrankte dazu. Der bekannteste ALS-Patient ist zur Zeit wohl der Maler Jörg Immendorf. Viele andere bekannte Persönlichkeiten wie David Niven, Mao Tse-tung, Lou Gehrig starben an der ALS.
Zwar wird intensiv geforscht, doch weiß man noch wenig um die eigentlichen Ursachen und die Betroffenengruppen. Männer haben im Vergleich zu Frauen ein leicht erhöhtes Risiko (3:2), ältere Menschen erkranken leichter.
Gemeinhin gilt ALS als „Krankheit der Hochbegabten: Betroffen sind überdurchschnittlich häufig gut gebildete, sehr aktive, sportliche und schlanke Menschen, Leistungsträger ..." (Der Spiegel 49/2004, S.174)

Auch mein Mann zeigte die typischen Merkmale. Von seinem äußeren Erscheinungsbild war er bis zu seiner Erkrankung immer ein schlanker, hochgewachsener Mann. Seine Sportlichkeit bewies er uns allen, indem er meinte, an einem Tag alle Übungen des Goldenen Sportabzeichens ablegen zu müssen. Als begeisterter Tänzer erwarb er mit mir zusammen das Gold-Star-Tanzabzeichen.
Seine Bildung war in allen Bereichen erstaunlich. Kein Wissensbereich, der ihm unverschlossen und fremd blieb. Für mich und andere Menschen war vor allem auch immer bewundernswert, mit welcher Geschwindigkeit er Informationen aufnahm und sie in sein vorhandenes Wissen transferierte.
Und als Leistungsträger unserer Gesellschaft kannte ihn jeder Mensch. Ob Politik oder soziale Arbeit, ob politische Freunde oder ein Mensch, der in Nöten war. Er war immer Ansprech- und Handlungspartner von einer unfassbaren Dynamik.

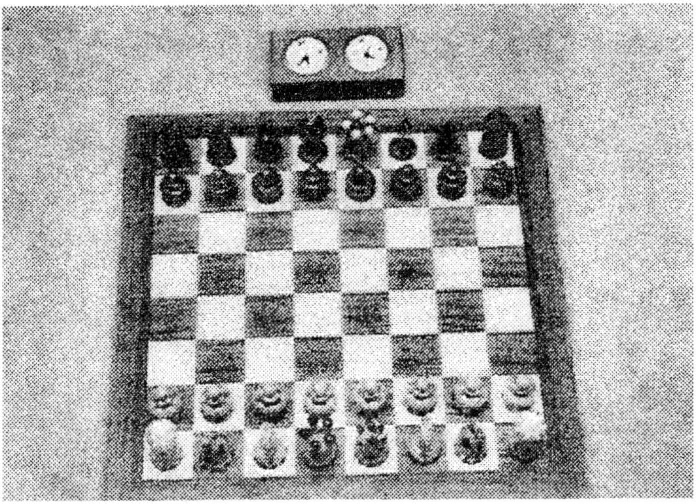

Gebt mir einen jungen Mann, der schon etwas Altersweisheit in sich hat, und einen alten Mann, der noch etwas Jugendliches in sich hat. Ein Mensch, der solche Berater hat, der mag zwar körperlich altern, doch sein Geist bleibt jung.

Cicero

Selbstbewusstseinserhalt für die Lebenskraft meines Mannes

Ich sorgte dafür, dass die wöchentliche Schachrunde allmählich ganz zu uns in den Wohnbereich oder bei schönem Wetter in den Garten oder ins Gästehaus verlegt wurde. Als aus der einstmaligen Viererrunde durch Tod nacheinander zwei der lieben Freunde ausschieden, sprang unser 17-jähriger Enkelsohn Maurice ein.

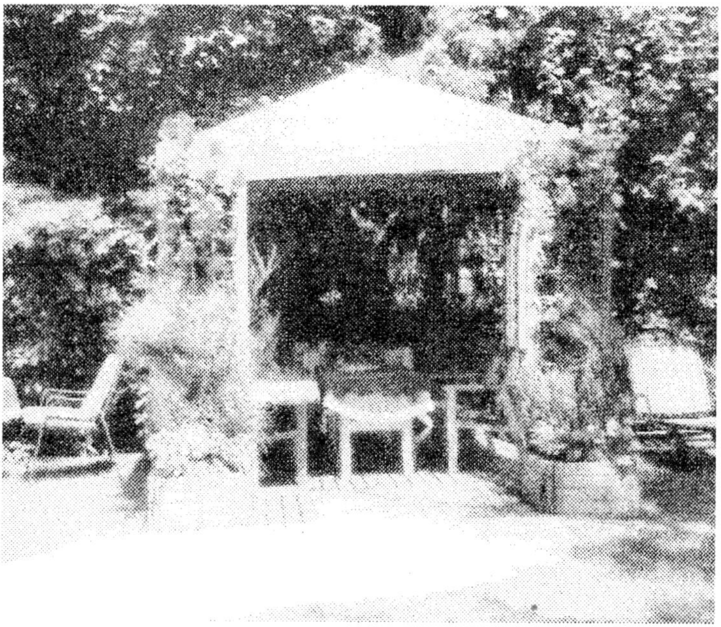

Der Pavillon in unserem Garten

Einen Kampf konnte er sogar schon gegen einen Schachgegner gewinnen, bei Opa hätte es wahrscheinlich noch länger gedauert. Sein Opa half ihm, wann immer es möglich war, bei den Hausaufgaben für das Gymnasium in Mathematik, Politik, Geschichte und Religion.

Zu Hilfspflegediensten bot sich neben Maurice auch unsere 12-jährige Enkelin Kristin an. Es bereitete beiden sichtbar Freude, wenn sie ihrem Opa beim An- und Auskleiden, beim Waschen, Kämmen, Betten, Schuhe an- und ausziehen, beim Essen- und Trinkenbringen, beim Urinflascheholen oder -wegbringen behilflich sein konnten – oder ihn mit dem Rollstuhl durch das Haus, den Garten, nach draußen fahren durften – oder einfach sich nur unterhalten konnten.

Er verstand es, durch seine verständnisvollen Gespräche, durch sein aufmerksames Zuhören, durch sein gütiges, liebevolles Lächeln Groß und Klein zu gewinnen, darunter auch meine Therapiekinder.

So haben all diese Kinder – durch die ALS meines Mannes, durch das Pflegen zu Hause – miterleben können und mitwirken dürfen bei der Eingliederung eines Schwerstbehinderten in eine Großfamilie (siehe „Ratgeber für die häusliche Krankenpflege" aus dem Bundesministerium für Gesundheit).

Die schon berufstätigen Enkelkinder konnten ihn nicht mehr so häufig besuchen, dafür telefonierten sie mit ihm. Zum traditionellen Opa-Geburtstags-Treffen am 18. Mai im Garten war die Großfamilie da. Es war fast immer schönes Wetter. Und sie kamen auch zum Weihnachtstreffen unter dem Tannenbaum mit dem ‚Schlesischen Krippengedicht' und dessen Rollenverteilung für alle. Die Tradition setzt sich fort. Auch bei den nachfolgenden Weihnachtsfesten waren sie wieder alle anwesend, allerdings nur mit Oma. Der fünfjährige Tristan konnte schon die erste Strophe von ‚Opas' Gedicht aufsagen.

Die Familie umhüllt mich auch weiterhin mit ihrer Fürsorge, erbittet allerdings auch umgekehrt meine Hilfe, meine Liebe.

Ach, was war der Opa noch glücklich, dass er die jüngsten Enkelkinder erleben durfte: Tristan und Dominik. So oft wie nur möglich brachten Ingo oder Katja die beiden Kleinen zu uns. Sie wurden so erzogen, wie er sich zwei ‚richtige' Buben vorstellte. Als allerdings einmal der Jüngste seiner Mama gar nicht gehorchen wollte, lernte er seinen Opa als Oberhaupt der Großfamilie kennen, erst mit warnenden Blicken, dann mit mahnender Stimme und zuletzt mit einem Klaps auf die Hand. Das half! Zum Entschuldigen wollte sich das ‚Böckchen' erst nicht durchringen, als aber der ältere Bruder Tristan liebevoll zwischen Opa und seinem Brüderchen vermittelte, da klappte auch das! Sie lieben ihren Opa noch immer. Sie finden und erkennen ihn auf den vielen Fotografien in unserer Wohnung wieder. Jeden Abend, wenn sie sich vor dem Nachhausefahren mit einem Küsschen von mir verabschieden, dann küssen sie auch das Bild ihres Opas, das ich in einem Medaillon, ein Weihnachtsgeschenk meines Sohnes Ingo, an meinem Herzen trage: „Warum ist der liebe Opa eigentlich im Himmel?“, meinte einmal traurig/entrüstet Tristan. „Weil es da schön ist“, antwortete ich. „Da kommen wir alle hin. Die Omi, die Mama, der Papa, der Dominik und auch alle lieben Menschen. Jetzt wartet der Opa auf uns, bis wir da sind!“ – „Ach, ja!“ – Jetzt war der Himmel gut und lieb.

Auch die Hunde der Familie, es sind nicht wenige, liebten diesen Opa sehr. Sie saßen am liebsten treu und brav neben seinem Rollstuhl, ließen sich von ihm streicheln, bewachten ihn, als spürten sie, dass auch sie ihm Hilfe brachten.

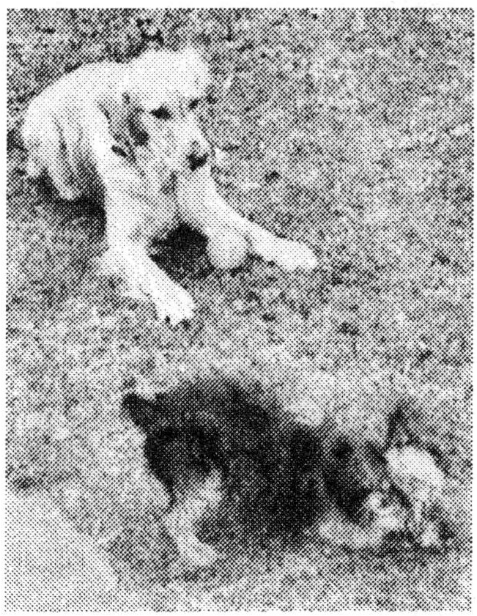

Aura und Sanny

Nach dem Tode unseres letzten Hundes Aura, der sein strenges Herrchen über alles geliebt hatte, konnten wir uns situationsbedingt nicht für einen neuen Hund entscheiden.

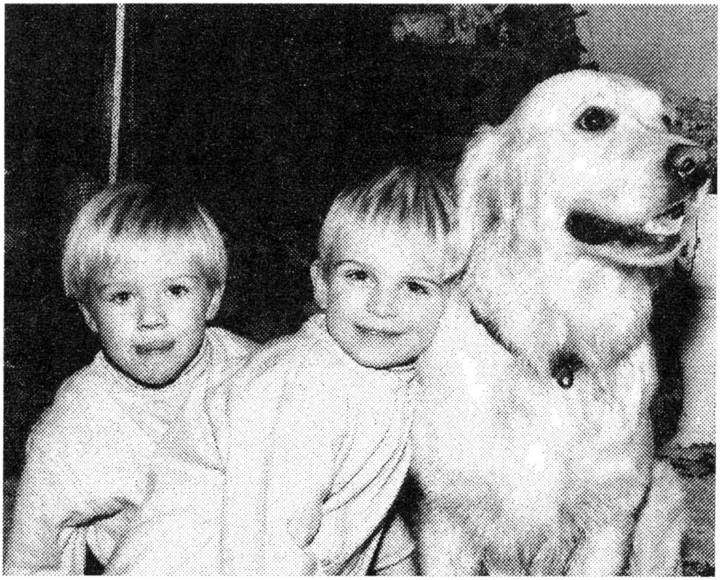

Die wachsame Sheila mit Tristan und Dominik, die nach dem Tode ihres Herrchens auch die Oma bewachte

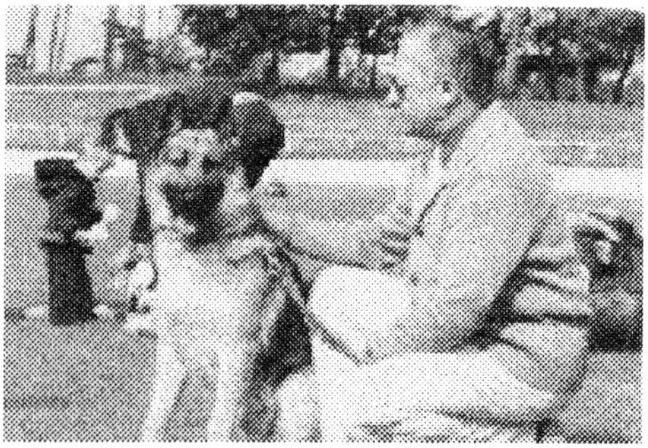

Ein Bild aus früheren Tagen. Mein Mann bei der Dressur des Wildfangs Arex

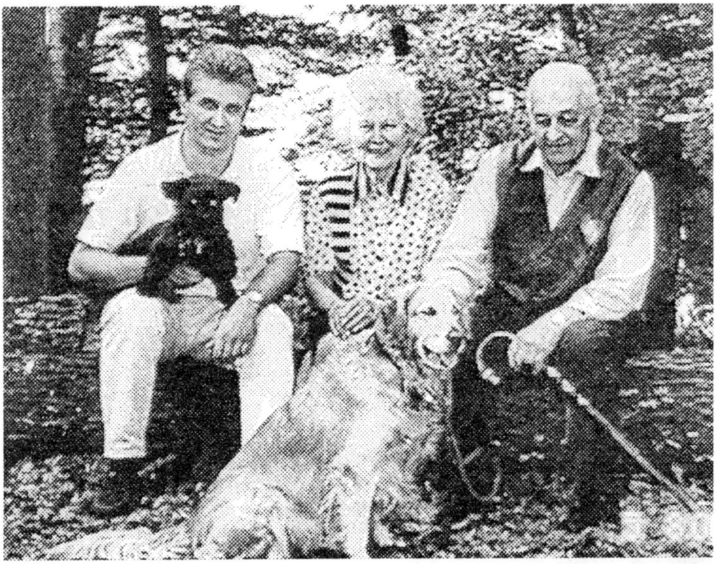

Unsere treue Aura mit ihrem Herrchen, Frauchen, Armin und Spielgefährtin Babsy

Weitere Zusatzfreuden und Erleichterung brachten meinem Mann zweimal pro Woche die Krankengymnastin, seine liebreizende Enkeltochter Tanja, die Friseurin, die Kosmetikerin, die Duschhilfe, abwechselnd einmal Pflegekraft, einmal eigene Tochter, die hilfsbereite Mieterin aus dem zweiten Stock, und die fröhliche Haustochter Hedwig, alles hübsche Frauen. Er hatte nun einmal einen ‚Blick für das Schöne', besonders für schöne Frauen.

Medikamenteneinnahme

Das Verabreichen und Überwachen der verordneten Medikamente gehörte auch zu meinen Aufgaben. Das Medikament RILUTEK war vom Neurologen verordnet worden. Es kostete etwa 600 Euro im Monat, wir mussten Vorkasse leisten. Die zwei Tabletten am Tag, morgens und abends mit je einem Glas Wasser eingenommen, wurden von meinem Mann problemlos vertragen.

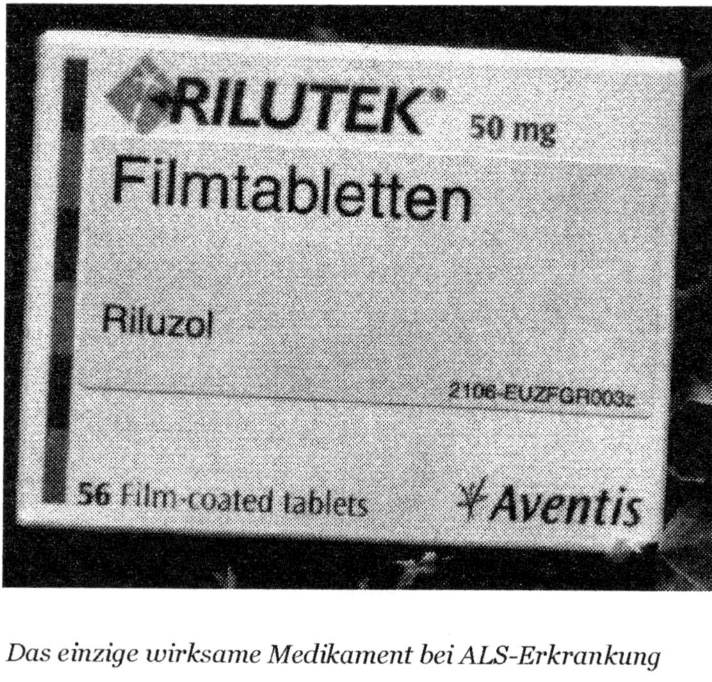

Das einzige wirksame Medikament bei ALS-Erkrankung

Es ist das bislang einzige weltweit bekannte Arzneimittel, durch das ein günstiger Einfluss auf ALS nachgewiesen wurde, weil es eine zellschädigende Wirkung des Nervenbotenstoffes Glutamat vermindert. Es zögert das Fortschreiten der Lähmungen hinaus und kann dadurch auch eine Verlängerung der Lebenserwartung erreichen.

Im Rückblick auf den Krankheitsverlauf meines Mannes bin ich davon überzeugt, dass gerade durch die regelmäßige Einnahme dieses Medikaments die Lebenserwartung meines Mannes verlängert und seine Lebensqualität verbessert worden ist.

Zur genauen Beschreibung einer medizinischen Therapie und weiteren offenen Fragen zur ALS (z.B. Ursache, Verlauf, Diagnose oder: Wer bekommt ALS) verweise ich auf die angegebene Fachliteratur im Anhang. Mir haben die von der Deutschen Gesellschaft für Muskelkranke e. V. (DGM) herausgegebenen und vom Gesprächskreis ALS empfohlenen Broschüren und DGM-Infos wertvolle Hilfen vermittelt.

Hoffnungsvoll horchten mein Mann und ich auf, als wir bei einem Treffen des ALS-Gesprächskreises durch den Vortrag der Tochter eines ALS-Kranken hörten, dass es in Kiew einen Arzt geben sollte, der in seinem Privatsanatorium embryonale Stammzellen den Betroffenen spritzen würde. Die Behandlung sei allerdings sehr teuer und bei ‚uns' auch nicht zugelassen. Die nachfolgenden genaueren Berichte und Fehlschläge ließen allerdings vor einem solchen Wagnis abraten.

Zu dem damaligen Zeitpunkt allerdings hätte ich für meinen Mann auch diese finanzielle Belastung angenommen, wenn sie nur eine ersichtliche Verbesserung hätte erbringen können. Er allerdings lehnte ab. Er wollte keine Experimente eingehen, verließ sich auf Gott, vertraute auf seinen Neurologen und auf das von ihm verordnete Medikament. Und im Übrigen half er selbst mit und bemühte sich, mich zu entlasten und sich die größtmögliche Selbstständigkeit zu erhalten. Das war beim Noch-Aufrichten, beim Noch-Aufsetzen, beim Noch-Aufstehen, beim Noch-allein-Trinken, beim Noch-allein-Essen, bis es zuletzt nur noch mit meiner Hilfe ging.

Er war ein mutiger, tapferer und stiller Kämpfer!

Trotz der entlastenden, entspannenden, wohltuenden Krankengymnastik, auf die er sich jedes Mal riesig freute, der Muskelschwund in Armen und Beinen schlich unaufhaltbar unerbittlich weiter.

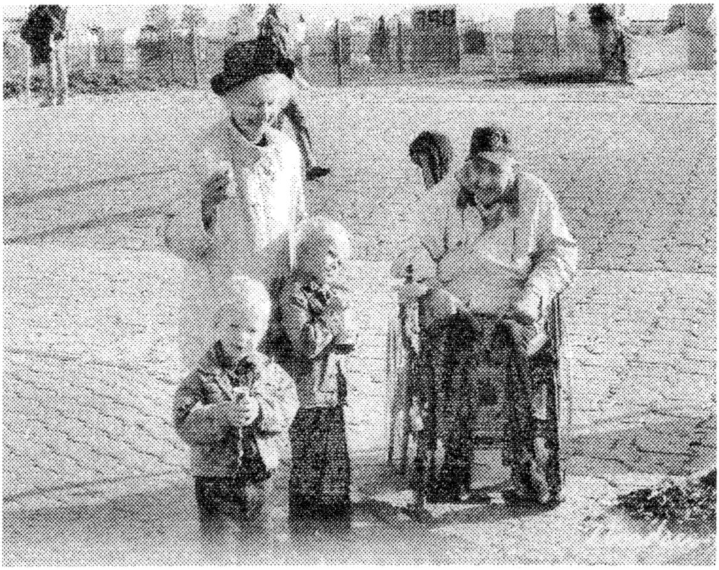

Ein Familienausflug ans Meer. Im Rollstuhlrucksack befinden sich: Gehstützen, tragbares Sauerstoffgerät, Urinflasche usw.

Er darf nicht mehr Auto fahren
Der Bewegungstrainer

Meine schwerste Aufgabe war es, als ich meinem Mann beibringen musste, dass er nicht mehr sein geliebtes Auto fahren durfte. Alle unsere Kinder hatten mich immer und immer wieder dazu gedrängt. Sie selbst konnten es nicht über das Herz bringen, ihrem geliebten Vater, der so ein hervorragender Autofahrer war, das zu sagen. Mir saß ein Kloß im Halse. „Liebling, vom Verstand her, da könntest du ruhig weiter Auto fahren, auch mit den Füßen, da ist die Automatik. Aber wenn plötzlich deine Hände noch mehr versagen würden? Stell' dir vor, ein kleines Kind, wie z.B. unser Tristan oder Dominik, liefe gerade dann über die Straße!" Ich hatte ihm und mir einen Dolchstoß versetzt. Da übergab er mir wortlos die Autoschlüssel und wandte sich ab. Ich sollte nicht sehen, wie er weinen musste. Doch mir liefen die Tränen unaufhörlich über die Wangen und ich schluchzte: „Liebling, verzeih' mir, es musste doch sein!" – Keine Antwort – Doch schon am Abend, vor dem Schlafengehen, da war seine Herzensgüte wieder zu erkennen und er war es, der diesmal zuerst sagte: „Ich hab' dich lieb!"

Bei einer erneuten ambulanten Vorstellung in der neurologischen Praxis schlug der Professor – anstelle von noch mehr Krankengymnastik – einen BEWEGUNGSTRAINER vor. Dieses Hilfsmittel wurde als zwingend notwendig vom Arzt verordnet zum Training der Fuß- und Handmuskulatur, zur Verbesserung der Magen- und Darmbewegung, zur Stabilisierung der Herz- und Lungentätigkeit.

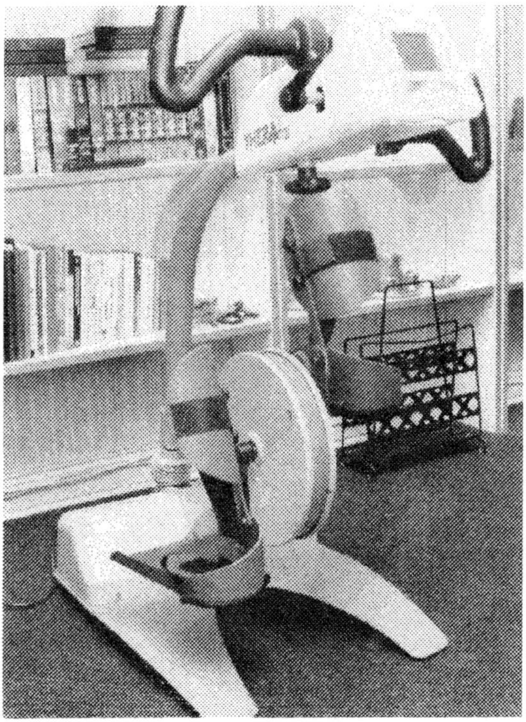

Thera-vital von medica-Medizintechnik,
88454 Hochdorf, www.thera-trainer.de

Die Auseinandersetzung mit der privaten Krankenversicherung will ich nur kurz beschreiben: 1000 DM ‚Kulanzangebot' anstatt 7000 DM, die dieses Hilfsmittel kostete. Ich ließ es gar nicht erst zu einem Gerichtsstreit kommen, nahm das Angebot an und kaufte das Gerät sofort für meinen Mann aus eigenen Mitteln, allerdings wieder bei dem durch die Krankenversicherung vorgeschlagenen Sanitätshaus. Der Neurologe zweifelte noch etwas an dem Durchhaltevermögen des Patienten. – Doch das Gegenteil war der Fall: Eisern, diszipliniert, kontinuierlich stellte er sich selbst das seinen Möglichkeiten angepasste Tempo ein. Bei ‚Erschlaffung' übernahm das Bewegungsgerät der Firma medica-Medizintechnik den Rhythmus automatisch und trainierte morgens und nachmittags jeweils 20 Minuten. Das Anbringen der Hand- und Fußschnallen, die Hilfen beim Hinauf- und Hinuntersetzen übernahm ich selbstverständlich. Außerdem setzte ich ihm die ‚Nasenbrille' auf und schaltete den Sauer-stoffkonzentrator ein zur besseren und geregelten Sauerstoffversorgung auch am Tag.

Sauerstoff als Lebenselixier in Verbindung mit Bewegung

Das Unglaubliche trat durch die verbesserte Sauerstoffversorgung in Verbindung mit der Bewegung ein: Jochens Stimme kam wieder, die Schluckbeschwerden hörten auf, Jochen konnte erneut mit Genuss essen und eine Verbesserung der Lungenfunktionsfähigkeit wurde außerdem erreicht.

Der Befund der Lungenfachärztin:

„Das Befinden anhaltend recht stabil; nachts intermittierend Angstgefühle; führt die Heimbeatmung regelmäßig nachts und in den Mittagsstunden durch; Atemwegswiderstand (ROS) normwertig; seit der letzten Untersuchung vom März dieses Jahres keine Verschlechterung, die Lungenfunktion hinsichtlich der Vitalkapazität sogar besser. Auch die Mikroblutgasanalyse ist recht gut. Eine medikamentöse Therapie ist meinerseits nicht erforderlich."

Der Befund nach der letzten eineinhalbtägigen Kontrolluntersuchung im Krankenhaus am 14.10.2003 lautete:

„Sauerstofftherapie und nIPPV-Beatmung in unveränderter Einstellung einschließlich Warmluftbefeuchter. – Keine Änderung der Therapie notwendig."

Den Vorschlag der Chefärztin, noch einen Tag länger im Krankenhaus zu bleiben, um das Ergebnis seiner Langzeit-EKG-Untersuchung abzuwarten, hatte mein Mann strikt abgelehnt. – Hätte ich da doch mehr auf ihn einwirken sollen?

Acht Tage später, am 22.10.2003, verstarb mein Mann an einem plötzlichen Herzversagen.

Intermittierende (immer wiederkehrende) Angstgefühle – Die Bedeutung von Streicheleinheiten

Es ist schlimm mit ansehen zu müssen, wenn der geliebte Partner, der am Tage so tapfer ist, in der Nacht jedes Mal von Ängsten vor der Heimbeatmung gequält wird und beruhigendes Zureden alleine nicht hilft. Ärztlicherseits wurde ein Beruhigungsmittel oder Morphium in Form von Spritzen oder Pflaster empfohlen, doch wir lehnten beide ab. Wir wollten diesen Kampf mit unseren eigenen Kräften führen.

Vielleicht war es nur mein Instinkt oder auch meine große Liebe, die mir zu ‚Streicheleinheiten' riet. Ich weckte dadurch sogenannte ‚Glückshormone' (das körpereigene Serotonin) in ihm, welche wiederum die Beruhigung, eine Dämpfung durch Ausschüttung von Melatonin, mit erreichten. Mit ständigem innigem Blickkontakt streichelte ich ununterbrochen gleichmäßig sanft seinen Handrücken und seinen Arm und zählte ihm mit gleichbleibend ruhiger Stimme seine Atemfrequenzen vor, die das Gerät mitgezählt hatte. Durch seine innere Unruhe waren sie sehr hoch, meist beginnend mit 39, bis hinunter auf 16, bis das Gerät die Beatmung übernahm und er ‚loslassen' konnte. Er ergab sich der Maschine und vertraute sich ihr ganz an. Danach wischte ich ihm mit einer Essigwasserlösung oder Franzbranntwein den Angstschweiß von Stirn und Brust, bettete ihn noch einmal richtig und ließ den Fernseher leise wunschgemäß im Hintergrund laufen. Zur Vorsorge gegen Muskelwadenkrämpfe, auch eine Begleiterscheinung dieser Krankheit, rieb ich ihm die Waden und Fußsohlen mit einer durchblutungsfördernden Lotion ein. Gegen sein gestörtes Kälte-Wärme-Empfinden bettete ich seine Fersen und Fußsohlen auf ein angewärmtes Kirschkornsäckchen. Nun konnte er beruhigt einschlafen und durchschlafen: Ich schlief ja mit in seinem Zimmer, bewachte seinen Schlaf und kontrollierte die Heimbeatmung. Selbst wenn das hochsensible Beatmungsgerät ‚Alarm' schlug, in den letzten Wochen sogar oftmals bis zu sechsmal pro Nacht, verlief – nach der Richtigstellung durch mich – bei ihm das Weiterschlafen problemlos. Weder die Ärzte im Krankenhaus noch die Techniker bei uns in der Wohnung konnten bei der Überprüfung des Beatmungsgerätes feststellen, warum es so oft in der Nacht ‚Alarm' auslöste.

War diese Maschine nicht nur so ‚gut', sondern auch so ‚schlau', dass ‚sie' anzeigen wollte, dass das Lebenslicht meines Mannes langsam ausflackerte? Hervorzuheben ist dabei der vorbildliche Kundendienst der Beatmungsgerätefirma, deren Vertreter sogar in den Nachtstunden bereit waren zu kommen, wenn ich bei dem Alarmzeichen des Gerätes die Fehlerquelle nicht selbst beheben konnte. – So brauchte ich meinem Mann in den zwei Jahren der nächtlichen Intensivpflege, bei der ich mich nicht ablösen ließ, nie ein Beruhigungsmittel zu geben. Auch der Hausarzt, der jederzeit einsatzbereit war, musste da nicht tätig werden. Mein Mann hat in diesen zwei Jahren in keiner Form Morphium erhalten.

In diesen beiden letzten Jahren unserer 54-jährigen Ehe, die durch alle Höhen und Tiefen ging, hat sich unsere eheliche Beziehung am intensivsten gestaltet. Wir hatten Zeit zurückzublicken auf das, was gut war und auf manches, was vielleicht anders besser gewesen wäre. Manchmal habe ich meinen Mann schuldbewusst gefragt: „Habe ich nicht zu viel Zeit für meine Legastheniker gebraucht und dich dabei vernachlässigt?“ Doch er hat nur mit seinem gütigen Lächeln abgewehrt: „Ach nein, ich habe doch in allem hinter dir gestanden, auch bei deiner Arbeit mit deinen Schützlingen.“ Mein Mann hat in allen Lebenslagen hinter mir gestanden, auch in meinem Beruf als Lehrerin, später beim Schreiben meines Buches ‚Legasthenie muss kein Schicksal sein’ (Herder Verlag, Freiburg) und nachfolgend bei der Arbeit im PARITÄT (Paritätischer Wohlfahrtsverband im Fachbereich Behindertenhilfe) und in der Lerntherapie mit meinen ‚Schützlingen’.
Trotz seiner schweren Erkrankung hat er auch den Legasthenieverband mit seinen fachlichen Ratschlägen weiterhin unterstützt und mich – vom

Rollstuhl aus – in der Elternberatung entlastet. Die Eltern waren zwar zuerst betroffen über seine körperliche Gebrechlichkeit, jedoch nachfolgend tief beeindruckt von seiner menschlichen Größe. Sie waren ihm so dankbar, dass – und vor allem wie – er es verstand, ihnen zuzuhören, sie zu beruhigen, sich selbst mit seinen Erfahrungen als Familienvater mit einzubringen und ihnen die richtigen Ratschläge zu erteilen. – Und meine Therapiekinder benutzten jede freie Minute, um in sein Krankenzimmer eilen zu dürfen und mit ihm (nach Möglichkeit über seine Sturzkampffliegerzeit) sprechen zu können.

Zu einer Flut von Dankesbriefen ist vor einigen Tagen der Brief einer ehemaligen Schülerin dazugekommen. Er vermag es, so einfühlsam und treffend das Mitwirken meines Mannes zu beschreiben, dass ich diese Ausschnitte hier wiedergeben möchte:

‚... So spürte ich auch, als mein Vater mich vom Tode Ihres Mannes unterrichtete, dass zwischen Ihnen, Ihrem Mann und mir noch etwas ist, das sich nicht unbedingt in Worte von heute fassen lässt. Vielmehr sind es Worte, die früher gesagt worden sind, bestimmte Gesten, ein Lächeln, die, so schien es, längst vergraben waren. Doch nun spürt man, sie haben ihre Wurzeln tiefer ins Herz gegraben, als man vermutet hat. Hier und jetzt sind es die Wurzeln einer wunderbaren Grundschulzeit.

In einem Schlager von Roy Black und Anita heißt es: ‚Das Schönste am Leben sind die Ferien ...' Das Schönste an den Ferien war für uns Grundschüler damals der Tag in den Ferien, an dem wir mit dem Bus nach Vechta fahren durften, um einen Nachmittag bei Frau Soremba zu verbringen. Wir fuhren zeitig los, denn schon vorne an der Oldenburger Straße stiegen wir aus, um fünf Nelken zu kaufen bei Blumen Knagge. Von da ging es dann zu Fuß durch die Stadt zur Windallee. Hier wurden wir so herzlich begrüßt von Ihnen und Ihren Kindern und verlebten ein paar herrliche, unbeschwerte Stunden in Ihrem Haus, in Ihrem Garten und an der Gefängnismauer. Wir, die Rasselbande aus Calveslage, waren noch da, als Ihr Mann aus dem Dienst kam. Auch er begrüßte uns alle herzlich, kannte uns alle mit Namen. Dann die Frage: ‚Mutti, haben die Kinder noch ein Stückchen Kuchen für mich übrig gelassen?' Hin und wieder kam es dann auch vor, dass es Ihren Mann in den Fingern, in den Beinen juckte und er mit uns noch ein paar Wettspiele veranstaltete. Leider verging dann die Zeit viel zu schnell, so dass wir eilen mussten, um unseren Bus am Bahnhof noch zu erwischen ...'

Mein Mann und ich hatten während der zweijährigen Krankheitsphase seines ALS-Leidens Zeit, so viel innige Zärtlichkeit auszutauschen, wie wir sie in den 52 Jahren davor durch Hektik, Berufsstress, durch Streit um Kinder, um Geld und um belanglose

Dinge nie wahrgenommen hatten. Wir sind nie eingeschlafen, ohne uns gegenseitig zu sagen: „Ich hab' dich lieb!" Wir hatten Zeit, jeden Abend voneinander Abschied zu nehmen und jeden Morgen Gott zu danken für einen neu geschenkten Tag des Miteinander-Weiterlebens.

Hans-Joachim Soremba – Stationen seines Lebens

Geboren in Breslau wuchs mein Mann wohlbehütet in seiner schlesischen Heimat auf. Auf der einen Seite prägte das Elternhaus seine christliche Grundhaltung aus, doch auf der anderen Seite auch eine Abenteuerlust, die ihn zu den Jagdfliegern trieb.

1947 kehrte er aus der amerikanischen Kriegsgefangenschaft zurück und fand in Vechta eine neue Heimat. Der Anfang sah ihn als Fahrer des bekannten Pater Titus. Die Gespräche mit dem Pater prägten seine christliche Werthaltung weiter aus. Unter anderem bekam er in diesen Jahren die kirchliche Missio erteilt.

Ab 1948 war er einer von acht Zentrums-Abgeordneten im ersten Vechtaer Nachkriegs-Stadtrat. Anschließend folgten 20 Jahre Engagement im Stadtrat und im Kreistag, ab 1968 für die SPD.

Beruflich arbeitete er von 1951 bis 1984 bei der Justiz, zuletzt als Justizamtsrat. Zudem war er 20 Jahre lang Vorstandsvorsitzender der AOK und Ortskartellvorsitzender Vechta des DGB, gehörte zu den Gründungsmitgliedern des BdV-Ortsverbandes und des Ortsjugendrings Vechta, dessen Vorsitzender er war. Außerdem war er Ortsvorsitzender im Deutschen Familienbund und engagierte sich im Legasthenieverband und beim Paritätischen Wohlfahrtsverband.

„Als besonderes Geschenk", so schrieb die Oldenburgische Volkszeitung in einer Würdigung zu seinem 80. Geburtstag, „empfindet er sein bis heute glückliches Privatleben. Mit Gattin Edith-Maria ist er seit 51 Jahren verheiratet. Aus dieser Ehe gingen sechs Kinder und bisher zehn Enkelkinder hervor."

Einblick in die Geschichte unserer Ehe

Im Oldenburger Münsterland-Kurier vom 1.10.1998 schreibt der Journalist Joachim Pott über die Familie Soremba:

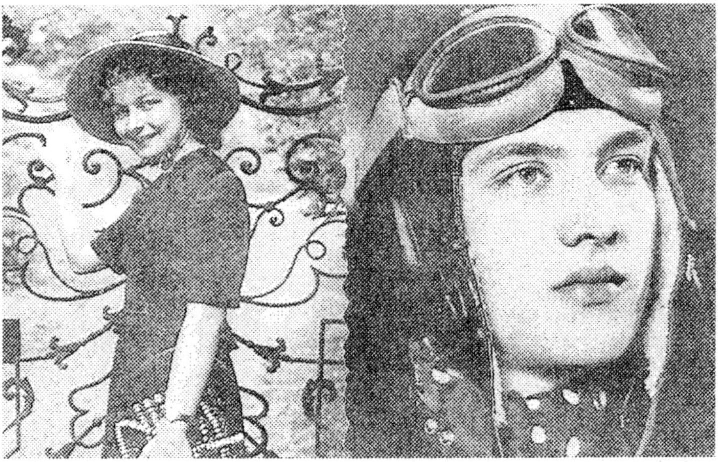

Edith-Maria und Hans-Joachim in jungen Jahren

Für Menschen, die in eingefahrenen Gleisen denken, ist sie der Widerspruch an sich: Legasthenie-Therapeutin Edith-Maria Soremba aus Vechta. Eine Frau, der traditionelle Werte wie Ehe, Familie und Kinder über alles gehen, und die trotzdem kein „Hausmütterchen" ist, sondern mit Kraft und Engagement an ihrem Lebenswerk arbeitet: Dem Einsatz für lese- und rechtschreibschwache Kinder (und Erwachsene). Und das nicht nur als Therapeutin,

sondern auch als Autorin. Gerade in diesen Tagen ist im Herder Verlag die dritte Auflage ihres Buches „Legasthenie muß kein Schicksal sein“ erschienen.
Dies alles lag in weiter Ferne und war nicht im Traum vorhersehbar, als sie in Teplitz-Schönau im Sudetenland aufwuchs. Es war eine „wohlbehütete Kindheit“, sagt sie. „Zwei Frauen haben mich in der Kindheit geprägt“, blickt Edith-Maria Soremba zurück: „Meine Mutter und meine Großmutter. Meine Mutter war eine allzeit fröhliche Frau, die mir früh die Freude am Lernen und schöngeistigen Dingen wie Musik und Tanz vermittelte. Aber ohne meine Großmutter wäre ich wohl ein verwöhntes Balg geworden.“ Die Großmutter war eine warmherzige, aber strenge und konsequente Großbäuerin. Und überhaupt hatte auf dem ländlichen Hof alles eine andere Ordnung als in der Stadt: Die Großeltern wurden von ihren Enkeln (und sogar von den eigenen Kindern) mit „Sie“ angeredet. Nur Edith-Maria durfte es wagen, Oma und Opa zu duzen. „Sie ist halt ein Stadtkind“, hieß es bei ihren regelmäßigen Besuchen während der Sommerferien.
Die wohlbehütete Zeit fand durch Krieg und Vertreibung ein jähes Ende. In Vechta baute die Familie eine neue Existenz auf und hier fand Edith-Maria Schaffer (so ihr Mädchenname) im Jahre 1948 die Liebe ihres Lebens.
Der Besuch einer Wahlveranstaltung der Vertriebenen in der Aula des Gymnasiums Antonianum sollte für die damals 22jährige das Leben für immer ver-

ändern. „Da trat ein junger Mann aufs Podium und hielt eine flammende Rede für die Zentrumspartei“, erinnert sie sich. „Es hört sich kitschig an, aber es war Liebe auf den ersten Blick.“ Und nicht nur das: Auch der Mann am Rednerpult, ein gewisser Hans-Joachim Soremba, versichert, dass ihm „die charmante, schnuckelige Frau“ in einer der ersten Reihen sofort auffiel. Es kam, wie es kommen musste: Ein Jahr später war Hochzeit. Und diese Ehe hält seit 49 Jahren. Sechs Kinder und mittlerweile neun Enkelkinder gingen daraus hervor.

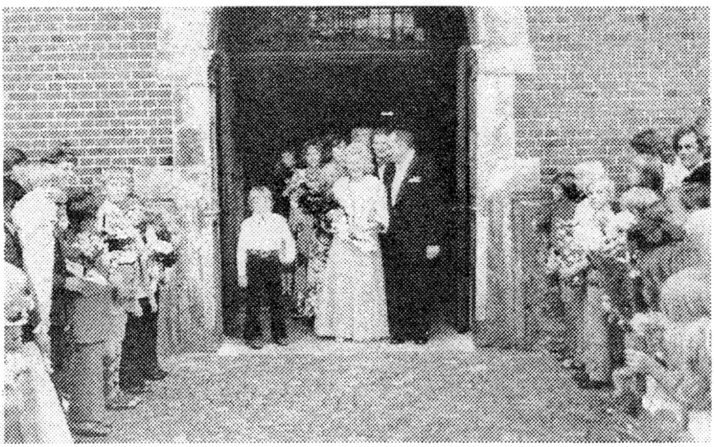

Silberhochzeit im Jahr 1974: Die Schulklasse aus der Grundschule Langförden stand Spalier

Trotz ihrer vielen familiären Aufgaben ging Edith-Maria Soremba auch beruflich ihren Weg. Als Lehrerin unterrichtete sie bis Mitte der 80er Jahre an den Grundschulen in Lohne, Calveslage, Langförden und Vechta. Was danach kam, war alles andere als „Ruhestand“.
Schon während ihrer Arbeit als Lehrerin war sie immer wieder Kindern mit Lese- und Rechtschreibschwächen begegnet. In ihrem Bemühen, diesen oft hochintelligenten Kindern zu helfen, die nichtsdestotrotz von vielen als „dumm und faul“ abgestempelt wurden, wurde sie zu einer „Fachfrau“ auf diesem Gebiet.

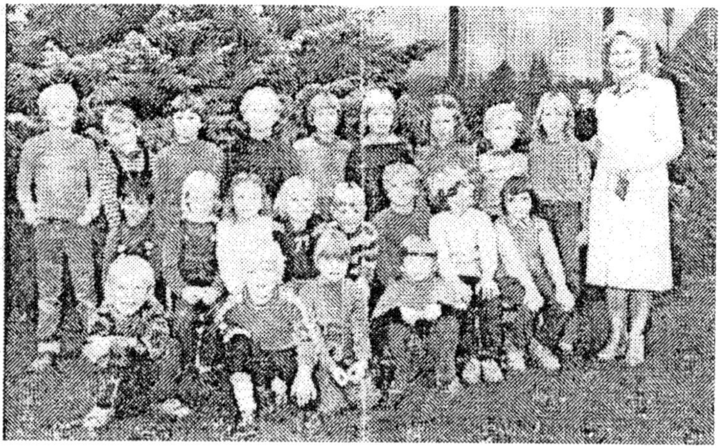

Der Abschied vom Beruf der Lehrerin fiel schwer: Die Autorin mit den Schülern ihrer letzten Klasse aus der Overberg-Schule in Vechta, Mitte der 80er Jahre

Schon Mitte der 70er Jahre sendete das ZDF-Magazin „Impulse“ einen Beitrag über Legasthenie, in dem Edith-Maria Soremba mit einem ihrer erwachsenen „Schützlinge“ vorgestellt wurde. Ihre Liebe zu den Kindern, gerade zu solchen, die wegen ihrer Legasthenie von der Gesellschaft schnell zu „Verlierern“ abgestempelt werden, zeigt sich bei deren erstem Besuch ihrer Schützlinge in ihrem Haus an der Windallee. „Ich nehm sie und drück sie und fange an mit dem, was sie können, und sei das noch so wenig.“ Der „Therapiehund“ Aura trägt ebenso zur Vertrauensbildung zu den durch ihr schulisches „Versagen“ oft auch psychisch angeknacksten Schützlinge bei. Aber auch an Konsequenz lässt es Edith-Maria Soremba nicht fehlen. Und Zusammenarbeit mit Eltern, Ärzten, Psychologen, Lehrern etc. ist für eine erfolgreiche Therapie unerlässlich.
Auch im Landesverband Legasthenie Niedersachsen engagierte sich Edith-Maria Soremba. Lange Jahre war sie dessen Vorsitzende, heute ist sie Ehrenvorsitzende. Diverse Besuche bei den jeweiligen Kultusministern (zum Thema Legasthenie-Erlass), Fachvorträge, Beiträge für Fachzeitschriften – das Engagement der Vechtaerin war und ist vielfältig.

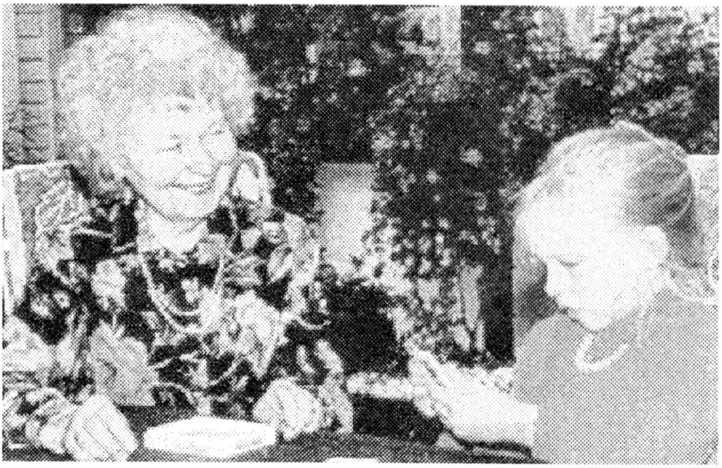

Die Autorin mit ihrer Enkelin Kristin beim fröhlichen Lese-Lern-Spiel

In ihrem Buch „Legasthenie muß kein Schicksal sein" fasste sie 1995 ihre Erfahrungen mit vielen anschaulichen Beispielen zusammen. Dankbare Briefe vieler Leser, besonders betroffener Eltern, bestätigen sie in ihrem Lebenswerk. Darin findet sie ihr Glück, ebenso wie in der nach wie vor eng zusammenhaltenden Familie. Und daran, sich endgültig aufs „Altenteil" zurückzuziehen, denkt Edith-Maria Soremba noch längst nicht.

Die Familie – Rückhalt und Ziel des Lebens

Bei unseren vielen Gesprächen während der Krankheit meines Mannes tauchten immer wieder Erinnerungen auf – besonders zur Zeit der Silberhochzeit, als die Familie noch vollzählig war. Unsere Familie, stets war und ist sie zum gegenseitigen Helfen bereit.

Das Erste, das der Mensch im Leben vorfindet,
das Letzte wonach er die Hand ausstreckt,
das Kostbarste, was er im Leben besitzt,
ist die Familie.
(Adolf Kolping)

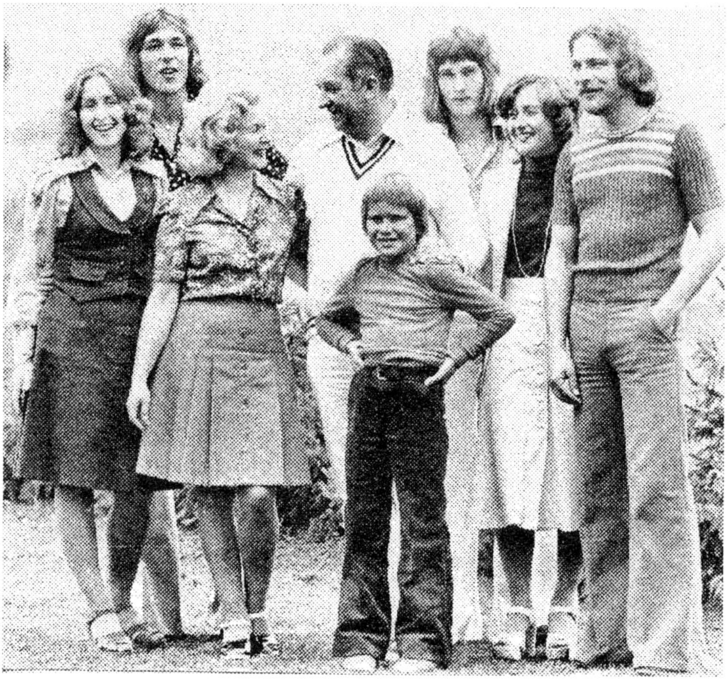

Das Zeitalter der ‚Beatles': links als Erste, die verstorbene Tochter Jutta, dann Sohn Michael, Sohn Armin, Tochter Gratiela, Sohn Klaus-Dieter, der jüngste Sohn Ingo

Für meinen Mann und mich stellte die Familie Ziel und Rückhalt unseres Lebens dar. Der Weg war „steinig". Der Kampf um die wirtschaftliche Sicherstellung des Lebens prägte die ersten gemeinsamen Jahre. Die Erinnerung an den ersten Urlaub mit fünf Kindern in selbstgenähten Kleidern und selbstgestrickten Höschen in einem Auto (7 Personen) nach Jugoslawien über die Alpen ist bei allen bis heute in schönster Erinnerung geblieben.

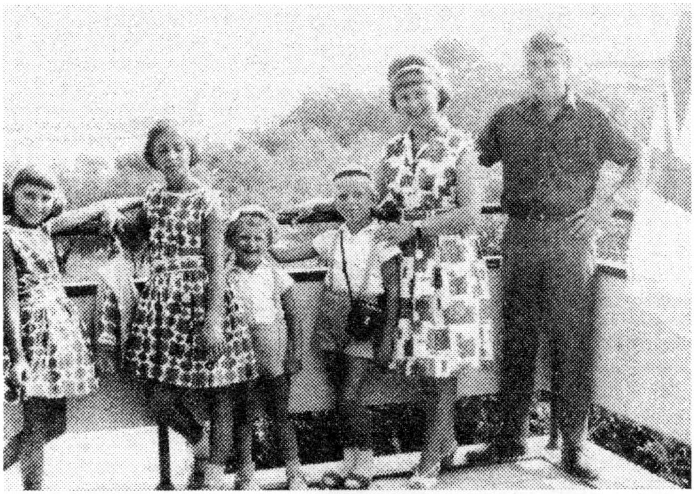

Erster Jugoslawien-Urlaub

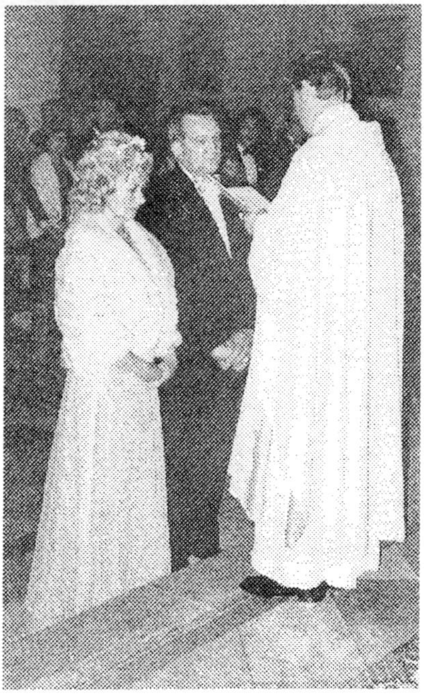

Die Erneuerung unseres Eheversprechens und Feier unserer Silberhochzeit

Zur Zeit unserer Silberhochzeit war die wirtschaftliche Absicherung der Familie erreicht. Die Erneuerung des Eheversprechens bot die Möglichkeit, sich auf die Inhalte der Familie wieder zu besinnen. Die ersten Kinder waren bereits erwachsen, die ersten Enkel vergrößerten die Familie.

Mein Mann und ich wussten beide aus eigener positiver Erfahrung, wie entscheidend die Familie die grundlegenden Werte der Kinder und Enkel prägt. Bis an sein Lebensende war er sich dieser Bedeutung und Verantwortung bewusst. Zugleich war die Familie für ihn der Ort der Geborgenheit, aus der er die Kraft für sein alltägliches Leben und auch für den Kampf gegen seine Krankheit schöpfen konnte. Ein Brief von einem seiner engsten Freunde, der mich nach dem Tode meines Mannes erreichte:

Liebe Frau Soremba,

ich fühle mit Ihnen und Ihrer Familie und bin tief betroffen.

Ihr lieber Mann ist mir so gegenwärtig. Sein Heimgang ist für uns alle ein großer Verlust.

Viele Gespräche, die ich mit ihm führen durfte, bekommen nun ein neues, ein anderes Gewicht.

Ich habe ihn gerne um Meinung und Rat gefragt, er hatte für mich immer ein offenes Ohr.

Daß er meine persönlichen Sorgen verstand und mir zuhörte, hat mir sehr gut getan.

Ich erinnere mich an unser Gespräch am Ende seiner letztmaligen Beiratssitzung, wo wir private Gedanken austauschten. Er sagte:

„Meine Frau und meine Kinder sind mir die strahlende Sonne, an der ich mich wärmen kann, wenn es mich in meinem Herzen friert, weil die Welt so kalt geworden ist. Daraus schöpfe ich meine Kraft und Mut.“

Mich haben seine Worte sehr berührt.

Ich wünsche Ihnen Gottes Trost und Segen

Ihr

Hartmut Hohfeld

Unsere ‚Hilfstruppe', die Enkelkinder (Opis ganz besonderer Stolz), die mit <u>ihren</u> Möglichkeiten bei der Pflege halfen.
Aufnahmen aller 10 Enkelkinder aus ihren ersten Lebensjahren. Inzwischen ist der Älteste schon über 31 und der Jüngste 5 Jahre alt.

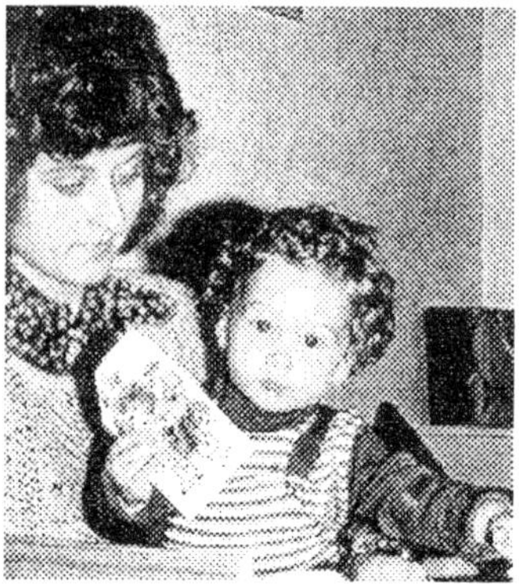

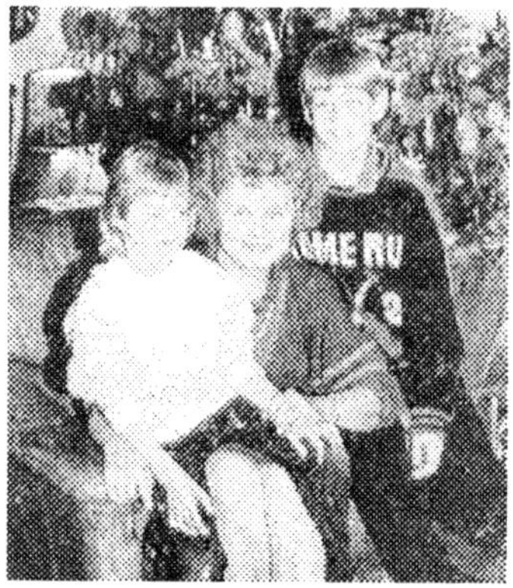

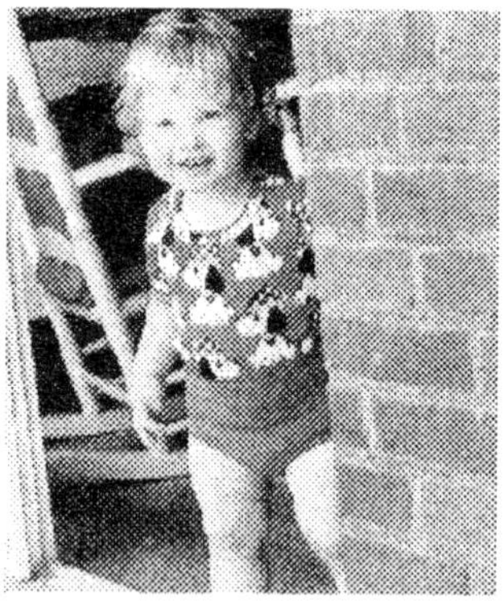

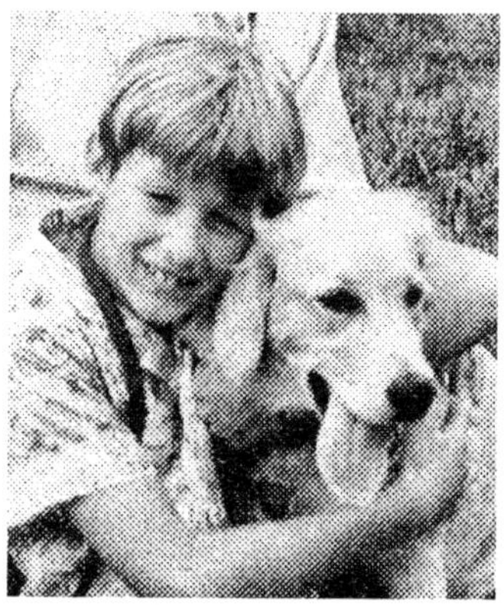

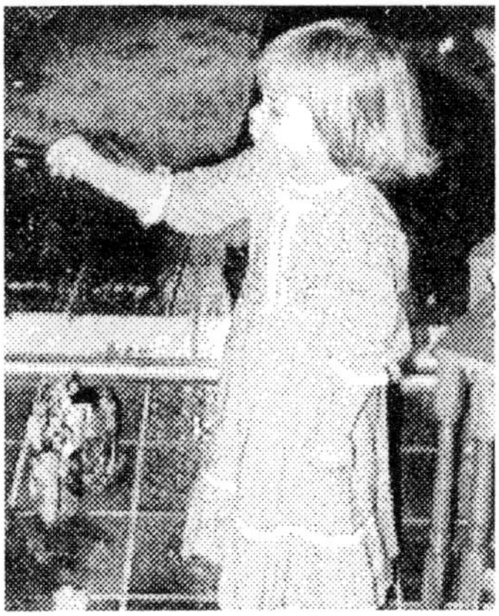

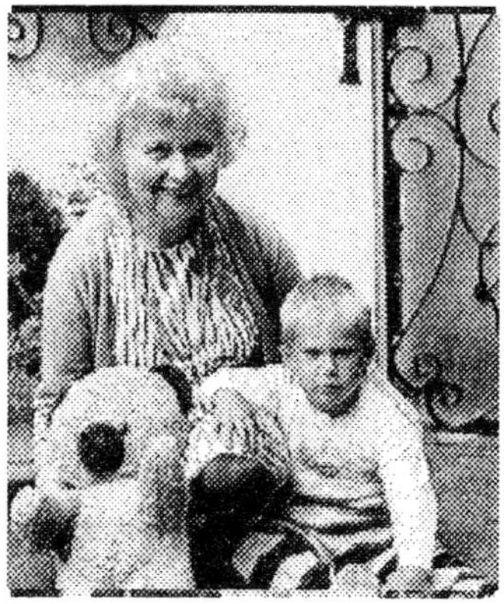

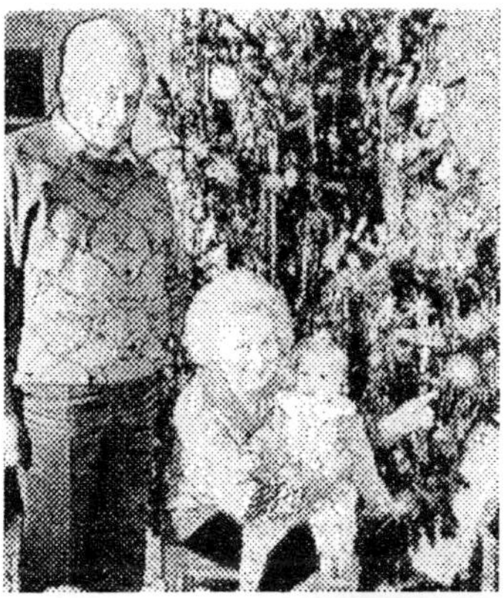

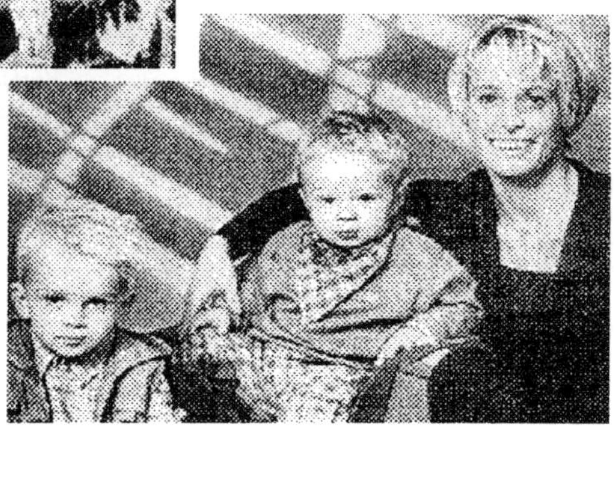

Leid- und Pflegeerfahrung vor ALS

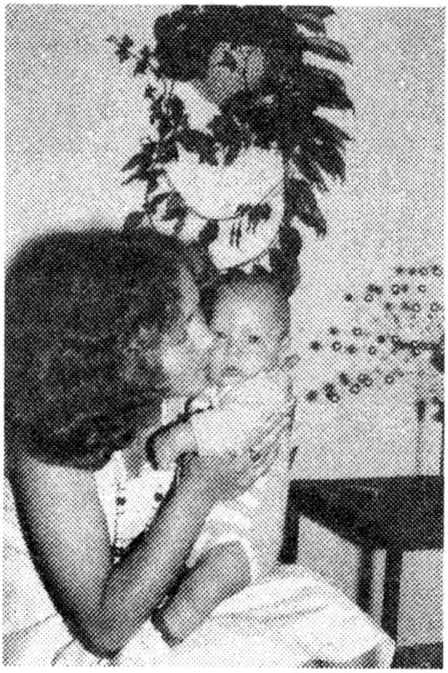

Wehmütig dachten wir oft an unsere älteste Tochter Jutta, die nicht mehr kommen konnte. Diese blühendschöne Frau, eine Spitzensportlerin, von Beruf Lehrerin, Mutter von zwei Kindern, war im Alter von 38 Jahren an einer zu spät erkannten Leukämie plötzlich gestorben. Durch Gemeinsamkeit haben wir dieses Leid ertragen lernen müssen.

Liebevoll erinnerten wir uns auch oft an ‚Opa Bremen', meinen Vater, der nach dem Tode seiner Frau lieber sterben als in ein Altenheim gehen wollte. Mein Mann und ich hatten den alten Mann, der fast zum Skelett abgemagert war, von Bremen nach Vechta zu uns geholt. Dies war zwar verbunden mit Einschränkungen, jedoch auch mit einem Gewinn an Liebe für die Großfamilie. Trotz der großen Geräuschkulisse wollte er nun überhaupt nicht mehr sterben. Er blühte auf und nahm an Gewicht zu.

Kurz vor seinem 80. Geburtstag ist er eines Nachts plötzlich friedlich eingeschlafen.

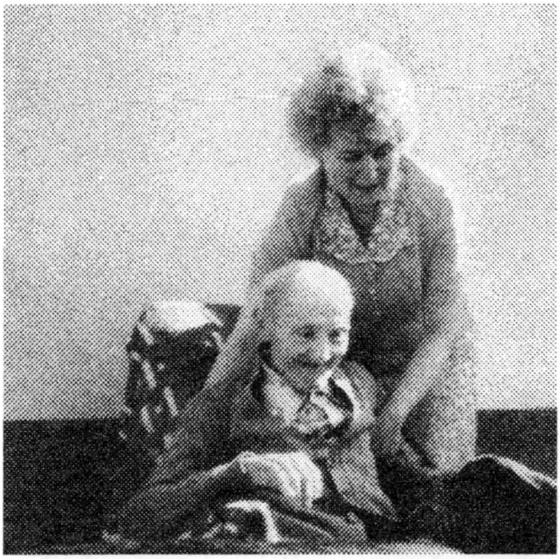

So geschwächt war ‚Opa Bremen', als wir ihn zu uns holten. Weihnachten saß er schon wieder munter zwischen uns.

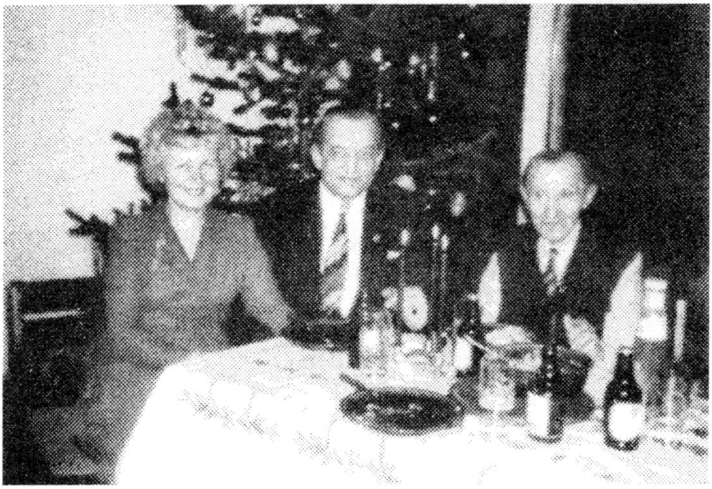

Der elektrische Rollstuhl und der Pflegerollstuhl

Bei der Beratung zur Anschaffung eines Rollstuhls, mein Mann und ich waren ja völlig unkundig, waren das Krankheitsbild und der Krankheitsverlauf der ALS nicht beachtet worden. Durch die Schief-/Beugehaltung und den dadurch eingedrückten Brustkorb wurde die Atemmuskulatur am Tage nun doch wieder belastet. Mein armer Mann blieb lieber stundenlang in einem bequemen Sessel sitzen oder im Bett liegen, als sich in den Rollstuhl zwängen zu lassen, in den ich ihn gar nicht kräftig genug festschnallen konnte, um ein Hinauskippen zu verhindern. Erst ein Pflegerollstuhl brachte die nötige Erleichterung – auch für mich. Nun wollte mein entlasteter Mann am liebsten nur noch im Pflegerollstuhl bleiben und gar nicht mehr zum Schlafen ins Bett umgebettet werden. Er fühlte sich darin fast pudelwohl.

Für das Umwechseln vom Pflegerollstuhl in den DUSCH-/TOILETTENSTUHL oder ins Bett und umgekehrt hatten wir beide uns einen ‚Trick' ausgedacht. Wir zählten gleichzeitig von 1-3 und hoben dann auf Kommando hoch. Er stützte sich mit seinen noch vorhandenen Kräften ab und ich hob ihn mit beiden Händen auf beiden Pobacken hoch und setzte ihn auf das Krankenbett oder in ein anderes Hilfsmittel. Als seine Kräfte noch mehr nachließen, wechselten wir zum RUTSCHBRETT über, auch selbst bezahlt, und zuletzt ließen wir Hilfe von außen zu.

Ich hatte mir trotz Vorsicht schon mehrere Wirbelbrüche und eine schwere Blasensenkung zugezogen – aber wir beide gaben nicht auf. Auf Klingelzeichen oder Telefonnotruf sprang eine liebenswerte Hausbewohnerin beim nächtlichen Umbetten ein oder Sohn Michael, der im Haus wohnte oder die anderen Kinder, die so oft wie möglich zu Besuch kamen. Selbst der älteste Sohn Klaus-Dieter, der in Goslar wohnt, kam häufig mit seiner Tochter Sina angereist, um zu helfen. Und so bestätigten mir später alle meine Kinder, es war für sie ein unbeschreibliches Glücksgefühl, ihrem einst so starken, jetzt so hilflosen Vater, solche und andere Liebesbeweise geben zu können.
Mein Mann und ich waren bald ein ‚eingefahrenes' Rollstuhl-Team. Im Hintergrund des umseitigen Bildes das Vogelstraußliebespaar: Dieses ‚Vogelstraußliebespaar' als Symbol für unsere Liebe und zur Erinnerung an eine großartige Nachbarschaftshilfe. Durch das Hilfsmittel des Pflegerollstuhls konnte ich meinen Mann durch sein gepflegtes Anwesen, durch unseren romantischen Garten fahren und wir durften beide diesen strahlend schönen, sonnendurchfluteten Sommer und Herbst miteinander genießen.

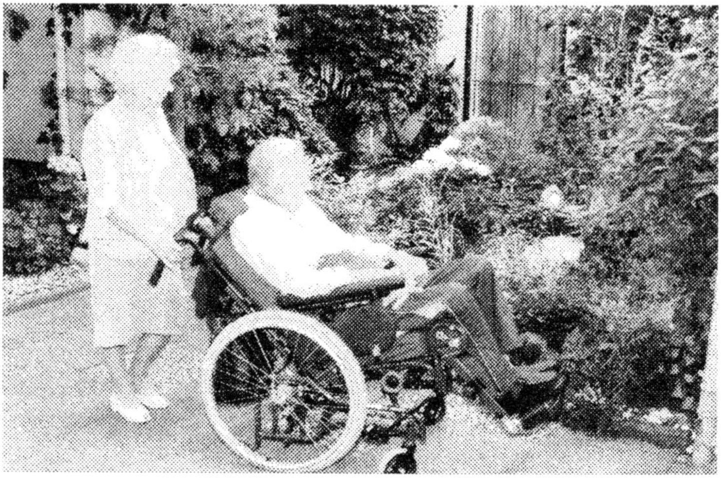

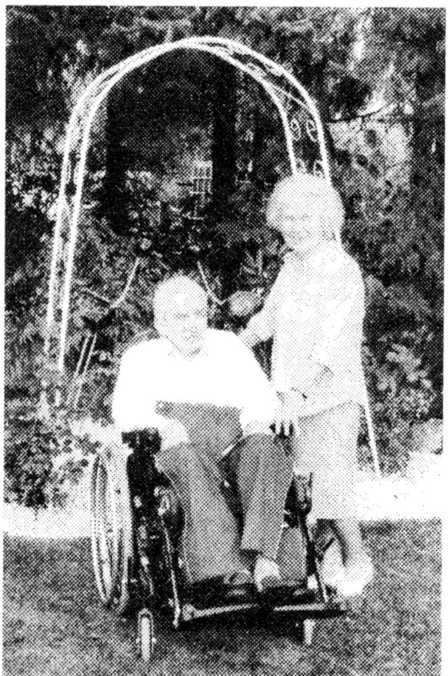

Eine Fahrt durch den Garten

Mein Mann und ich vor dem Vogelstrauß-liebespaar

Letztlich konnte ich ihm sogar mit dem Pflegerollstuhl seinen größten Wunsch erfüllen, ihn zu seinem Stoppelmarkt fahren und der Einladung der Stadt Vechta durch Herrn Bürgermeister B. Kühling und Herrn Stadtdirektor H. Gels zum Empfang und zum traditionellen Frühschoppen am Stoppelmarktsmontag folgen. Er ahnte wohl, dass dies sein letzter Stoppelmarkt sein würde, und erlebte ihn daher besonders intensiv.

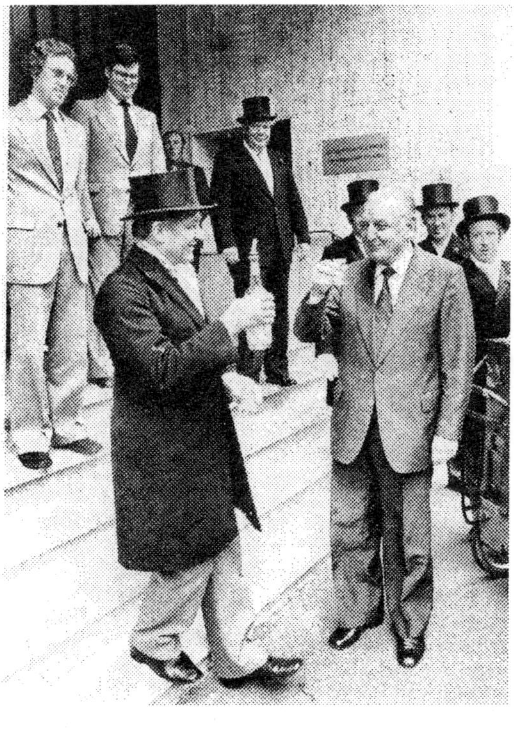

In Frack und Zylinder überreichte er die „Stoppelmarktsbitter"

Er war als damaliger Ratsherr in den Ausschüssen für Familien-, Gesundheits- und Sozialpolitik als Vorsitzender und im Ausschuss für Wirtschaftsförderung und Marktwesen (Stoppelmarkt) tätig gewesen. Er hatte jahrelang selbst in Frack und Zylinder gekleidet die Drehorgel gedreht, um in den verschiedenen Städten Deutschlands für den bedeutendsten Vergnügungsmarkt im norddeutschen Raum zu werben. ‚Sein' Vechta war ihm, dem gebürtigen Breslauer, der nach der Kriegsgefangenschaft 1947 in diese Stadt kam, mehr als eine zweite Heimat geworden. So gehörte er z.B. dem ersten frei gewählten Stadtrat Vechtas nach dem 2. Weltkrieg an. Durch sein jahrzehntelanges politisches Engagement hat er sicherlich nicht ohne Spuren die Kommunalpolitik dieser Stadt mitgestaltet. Er war auch davon überzeugt, dass kein Bürger dieser Stadt die ‚fünfte Jahreszeit von Vechta' versäumen durfte. In diesem Jahr erschien dies für uns beide fast unmöglich zu werden. Die Hitze war unerträglich und Jochens Gebrechlichkeit riesengroß. Zur Stoppelmarktseröffnung am Donnerstag, dem 14. August 2003, fuhr unser Enkelsohn Maurice seinen Opa in meiner Begleitung ins Vechtaer Rathaus und anschließend zur Besichtigung des Stoppelmarktsumzugs, dessen Umzugswagen wieder einmal farbenprächtig, fantasievoll geschmückt und die Aufschriften mit sehr viel politischem Humor ‚gewürzt' waren. Den Stoppelmarktsauftakt auf der Westerheide sollten aber alle unsere Kinder und Enkelkinder selbst feiern dürfen und nicht auf uns Rücksicht nehmen müssen. So schaltete ich für den traditionellen Stoppelmarktsmontag-Frühschoppen den Malteser Bring- und Abholdienst ein. Das tragbare Sauerstoffgerät, das uns diesmal von der Kasse problemlos genehmigt worden war (es reichte dazu alleine die Verordnung des Hausarztes), hatten wir mitgenommen. Es klappte alles hervorragend. Ach, was war mein Mann da dankbar und glücklich, dass ich ihm das (noch) ermöglicht hatte.

Behindertengerechtes Wohnen – noch dazu in einem Altbau

Sowohl das Benutzen der Toilette, der Dusche, der Badewanne, des Waschbeckens, das Besteigen der Treppen, all das bereitete meinem Mann zunehmend immer mehr Mühen. Wir mussten also umbauen, aber gleich behindertengerecht. Der Kostenvoranschlag lautete auf ungefähr 50.000 DM, der Zuschuss der Pflegekasse war 5.000 DM.

Nicht nur hohe finanzielle Belastungen, sondern auch große körperliche, seelische, nervliche Anstrengungen waren mit dem Reißen der Wände, Entfernen von Türen, dem Einbau anderer Sanitäranlagen verbunden. Es gab Lärm, Staub, Schmutz und Stress und ich zog mir dabei eine Gürtelrose zu mit kaum zu beschreibenden schrecklichen Nervenschmerzen. Trotz vielseitiger ärztlicher Bemühungen kam ich von meinen Qualen nicht los, bis ich es zuletzt bei einem ‚Besprecher' versuchte.

Unsere Tochter Gratiela fuhr mich dorthin, unser Sohn Ingo wachte in der Zeit über seinen Vater. Eigentlich habe ich mich innerlich dagegen gewehrt, mein Verstand hat sich dagegen gesträubt: „Ich bin doch nicht im Mittelalter!" Aber es hat geholfen – und ich kann nur dankbar sein. Dabei habe ich dazulernen müssen, dass wir Menschen immer wieder auf Dinge stoßen werden, die wir nicht allein mit dem Verstand und unserem Glauben erfassen können und die eine andere Art von ‚Zutrauen' erfordern.

Mein Mann lehnte allerdings sehr ernst diese Hilfe ab. Er hatte sein Schicksal gottergeben angenommen, vertraute seinen Ärzten und hatte ja auch wirklich keine Schmerzen. Bei den Umbaumaßnahmen bemühte sich der Innenarchitekt, Herr Evers, ein Freund des Hauses, Belastungen von meinem Mann fernzuhalten. Auch die anderen Handwerker zogen mit. Allerdings kam keiner an seinem Rollstuhl vorbei. Jeder hatte ihn, den Kranken, der zwar immer freundlich und gütig lächelte, nach seiner Meinung, seiner Planung zu fragen, das konnte er doch hervorragend: mitdenken, mitplanen, mitsparen. Er war und blieb der Chef des Hauses! Zum Schluss hatten sich aber alle Mühen gelohnt, denn es war wunderschön und bequem geworden und endlich eine Zufahrt in alle Räume und nach draußen möglich.

Die behindertengerechten Verbesserungen nach unserem Umbau:

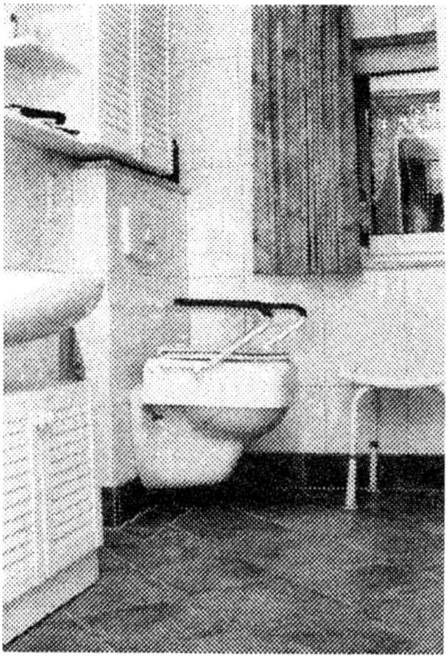

Mit nicht unerheblichem Aufwand und großer Hilfe des befreundeten Innenarchitekten wurde unser Haus behindertengerecht umgebaut. Hier die Toilette und der Durchgang bis nach draußen.

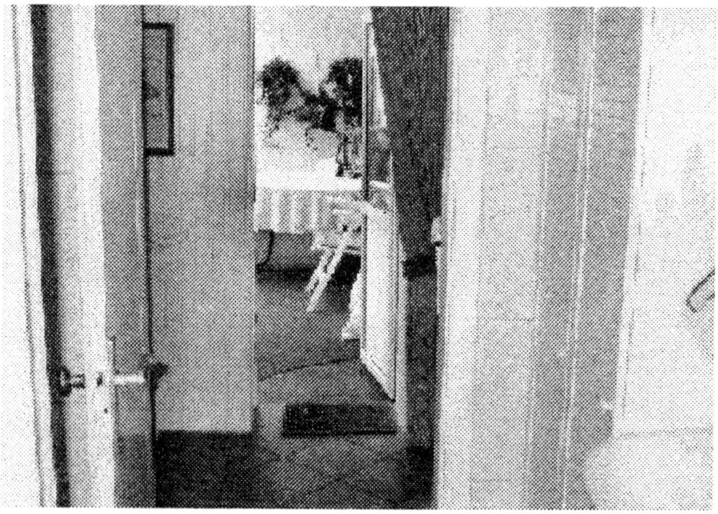

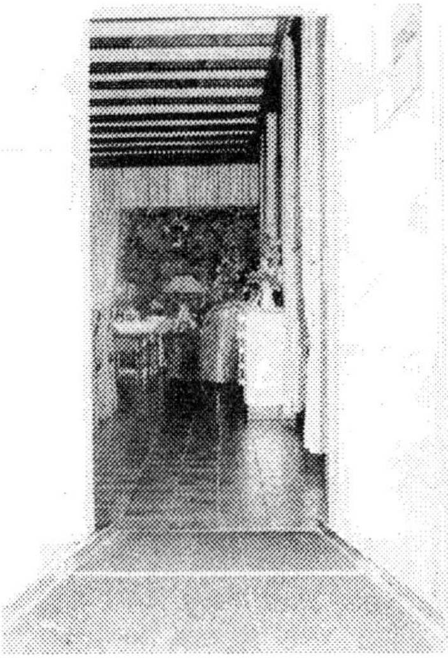
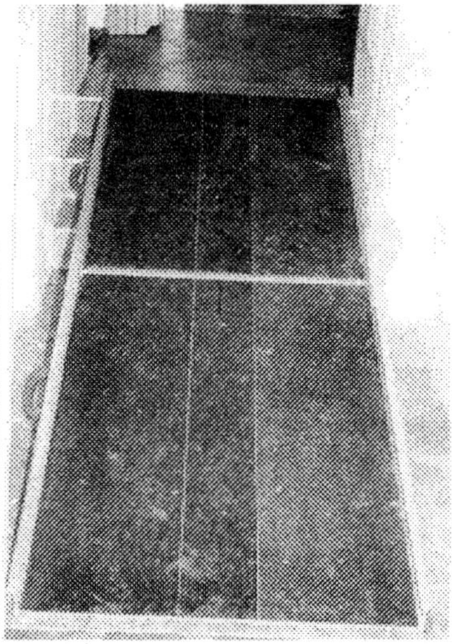

Wichtig war beim Umbau vor allem, dass mein Mann mit dem Rollstuhl sich von Zimmer zu Zimmer und nach draußen bewegen konnte.

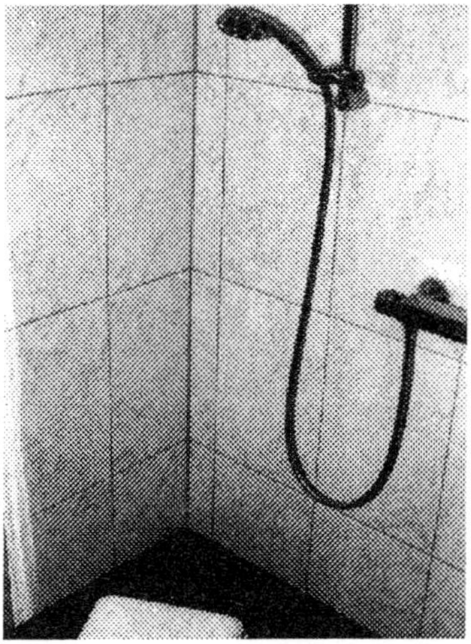

Auch in der Dusche wurde der Boden so begradigt, dass ein problemloser Rollstuhlzugang möglich war.

Selbstbewusstseinserhalt

Selbstbewusstseinserhalt – bei meinen therapeutischen Schützlingen spreche ich immer von einem Selbstbewusstseinsaufbau, das war eine meiner wichtigsten Aufgaben in der Krankenpflege. Dem Kranken immer das Gefühl geben, dass er gebraucht und nicht nur geduldet oder gar als Last empfunden wird.

Auch dabei hat die Großfamilie und das gesamte Umfeld mitgeholfen. Unsere ‚häusliche Intensivstation' wurde vom Schlafzimmer in ein gemütliches kleines Wohnzimmer verlegt, das in ein größeres einmündete, so dass auch alle Geräte und Hilfsmittel gut untergebracht werden konnten.
Viel Farbenfrohheit herrschte dort, und es wurden auch hier seine Wünsche berücksichtigt und alles seinen Bedürfnissen angepasst. ‚Mein Unkraut', meinen angeblichen Blumentick, durfte ich da allerdings nicht einbringen.

Auch um SEINE SORGFÄLTIGE KÖRPERPFLEGE war ich sehr bemüht. So zog ich ihn stets von der Nachtkleidung in eine geschmackvolle Tageskleidung um, auch nach dem Mittagsschlaf. Er war ein gepflegter, gut anzusehender Kranker. Das sagte ich ihm oft. „Schatz, du siehst wieder super aus! Wenn ich mich nicht schon in dich verliebt hätte, dann würde ich es heute immer wieder tun!" Dies sagte ich ihm oft und er hörte es gern. Es stärkte sein

Selbstbewusstsein noch mehr. An den letzten wunderschönen Herbsttagen im Oktober wollte ich ihn in die wärmende Mittagssonne nach draußen fahren. Die Luft war allerdings schon kühler und, um eine Erkältung zu vermeiden, musste ich ihn wärmer einpacken. Natürlich belastete ihn, der sich kaum noch selbst bewegen konnte, dies sehr und er wollte am liebsten ‚kneifen'. Da spielte ich wieder auf seine Eitelkeit an: „Wenn du nun auch noch natürlichen Sauerstoff bekommst, dann bleibt deine Haut nicht nur rosa, sondern sie wird sogar gebräunt und dann siehst du noch besser aus."

Das wirkte! Diese tägliche Ausfahrt sollte ihn allerdings abhärten. Wenn das Wetter einmal zu kühl wurde, dann fuhr ich ihn über die Treppenschienen zum großen Wohnzimmerfenster, das einen weiten Rundblick in den Garten, auf den Springbrunnen, auf das Vogelhäuschen mit Singvögeln ermöglichte. Dieses Frühstücksidyll hatten wir allerdings schon seit vielen Jahren nach unserem gemeinsamen Ruhestand so praktiziert. Da durfte ‚mein Unkraut', Blumen aus unserem Garten, entsprechend der Jahreszeit stehen und auch Kerzen als Tischschmuck brennen.

Während der ALS-Erkrankung meines Mannes musste dann allerdings jedes Kerzenlicht ausgelöscht werden, sogar zu Weihnachten, damit der Sauerstoff im Raum nicht zu sehr verbraucht wurde. Später brachte uns ein Techniker der Beatmungsgerätefirma eine Verlängerungsschnur zur Sauerstoff-Nasenbrille, die ich bis zu 15 m auf- und abwickeln konnte, um alle Wege in der Wohnung und zu jeder Terrasse erreichen zu können.

Zum morgendlichen Frischkornbrei gehörte auch unser morgendlicher Disput über den Inhalt der Tageszeitung. Wir waren nicht immer einer Meinung. Doch es herrschte demokratische Meinungsfreiheit in unserer Ehe. Wahrscheinlich wurde sie auch dadurch nie langweilig.

Gerade in der Zeit der ALS-Erkrankung wurde uns der Verlust unserer Aura, der bildschönen Golden-Retriever-Hündin, schmerzlich bewusst. Aura liegt in unserem Garten begraben. Unser Enkelkind Kristin hatte ihr ein Kreuzchen gezimmert und zu dem betrübten Opa gesagt: „Jetzt ist unsere Aura immer bei uns!" Damals bekam unsere Aura von dem morgendlichen Frischkornbrei immer etwas heimlich von mir ab. Doch das Herrchen schimpfte: „Der Hund soll die Schalen haben.!" Meine Antwort: „Wir haben doch keine Mülltonne, sondern einen Hund!" Während dieser Meinungsverschiedenheit lag der Hund an meiner Seite, war die Fressschale leer, kroch er sofort auf die andere Seite zu seinem über alles geliebten Herrchen. „Der Hund bleibt zur Strafe im Haus! Ich kaufe nie wieder das teure Obst ein!" Damit meinte er natürlich seine Einkäufe bei Aldi und Lidl. Kaum hatte mein Mann allerdings die Zeitung zu Ende gelesen, auch mit dem Heraussuchen aller Billigangebote, und sein Autoschlüssel klirrte, da sprang der Hund schon schwanzwedelnd hoch. „Na, hat mein Hundele aufgegessen? Das ist aber brav! Dann darf es mit!" Sie fuhren doch beide so gern Auto – besonders zu Aldi und Lidl. Dort war mein Mann bekannt wegen seiner gezielten Preisvergleiche und wegen seiner ausgewogenen Höflichkeit. Er war ein großartiger, warmherziger Mensch mit seinen ‚eigenen Prinzipien' und seinen kleinen, ach so liebenswerten menschlichen Schwächen.

Die Bedeutung von gesunder und vollwertiger Ernährung zur Entgiftung des Körpers

Mein Mann hat immer gern, gut und alles gegessen, selbst wenn dieses ‚ALLES' schon am Rande des Verderblichen lag. Bei Gesprächen mit meinen Schwägerinnen darüber lachten diese und sagten: „Jochen hat eben einen ‚ausgepichten' Soremba-Magen." Auch mir war ‚unser täglich Brot' heilig. Was auf den Tisch kam, musste gegessen und nichts durfte weggeworfen werden. Deswegen brauchten sich unsere Kinder, auch um aufzuessen, nur ein ganz klein wenig auf ihren Teller nehmen, als Anerkennung für die Arbeit der Köchin und aus Dankbarkeit für die Gaben Gottes. Mein Mann und ich stammen beide aus begüterten Elternhäusern, haben aber beide durch den Krieg Not und Hunger kennen gelernt. Wir wissen auch beide, was Sparsamkeit bedeutet. Doch trotz aller Sparsamkeit konnte bei den heutigen Lebensmitteln schon manchmal etwas verderben, ungenießbar werden. Doch nicht bei meinem Mann, er aß auch dieses. Oftmals rief ich nach solchen Meinungsverschiedenheiten verärgert aus: „Ich weiß schon, woran du sterben wirst – an Lebensmittelvergiftung!"

Zum Ankuscheln war die Wohlgenährtheit meines Mannes gut geeignet, nicht aber für seine Gesundheit

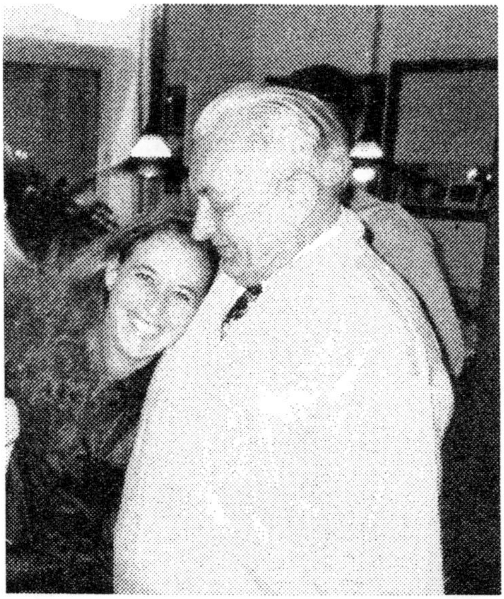

Und so nahm der einst so junge, schlanke Mann zwar zu an Weisheit, aber auch an Umfang. Er wog zu unserer Silbernen Hochzeit stolze zwei Zentner und schob ein rundes Bäuchlein vor sich her.

Nach einem beeindruckenden Vortrag über ‚Ernährungsbedingte Zivilisationskrankheiten', ich lag damals in einer orthopädischen Klinik in Lahnstein, bekannten mein Mann und ich uns sofort zur gesunden, vollwertigen Ernährung. Doch mein lieber Mann ließ sich von nun an nicht nur meine Vollwertküche gut schmecken, sondern aß heimlich seine Süßigkeiten weiter. Er kaufte sich zusätzlich seine Schleckereien, natürlich bei Aldi und Lidl und naschte diese verstohlen am Abend beim Fernsehen. Die Folgen zeigten sich nicht nur in der Vermehrung seines Umfangs, sondern auch an der Ausweitung seiner Schuppenflechte. Diese quälte ihn nicht nur schlimm, sondern beschämte ihn auch so sehr, dass er sich bei keiner öffentlichen Sauna, bei keinem Schwimmbad oder im Sommer nie mit bloßen Armen sehen ließ.

Und jetzt umgekehrt, bedingt durch den Muskelschwund bei der ALS, diese immer offensichtlicher werdende Gewichtsabnahme. Er war außerdem 13 cm kleiner geworden. Dem Gewichtssturz von 35 kg musste unbedingt Einhalt geboten werden. Eine Magensonde drohte.

Mein Mann und auch ich lehnten diese mit Entsetzen ab. Ich wollte ihn ‚aufpäppeln', ähnlich wie Jahre zuvor bei meinem total abgemagerten, verwitweten Vater. Die Mahlzeiten mussten also auf mehrere kleine Portionen verteilt werden, von morgens bis nachts, zuerst achtmal, dann zurückdrehend auf fünfmal. Die Ernährung sollte auf der einen Seite Ballaststoffe enthalten und auffüllen, auf der anderen Seite aber auch entschlacken, Schadstoffe zum Ausscheiden bringen und dadurch zusätzlich sein Immunsystem verbessern.

Ich wechselte also vollständig um auf eine tiereiweißfreie, vitalstoffreiche, basische Vollwerternährung ohne Fabrikzucker, allerdings mit zusätzlicher Kalorienzufuhr, z.B. viel süßer Sahne. Dabei orientierte ich mich stark an den Büchern von Dr. med.

Max Otto Bruker ‚Unsere Nahrung – unser Schicksal', ‚Allergien müssen nicht sein' und holte mir Anregungen aus den darin enthaltenen Rezeptvorschlägen von Ilse Gutjahr. Ich beachtete auch den Hinweis einer Fachärztin für Naturheilkunde, Frau Dr. Muhle, zur Ernährungsumstellung: Wir wechselten also um auf eine ballaststoffreiche, tiereiweißarme Kost. Ich achtete dabei auf möglichst schadstoffarme Nahrungsmittel, nach Möglichkeit schonend zubereitet.

Ich denke, dass die Nahrungsumstellung sicherlich einer der Hauptgründe dafür war, dass sich die Erkrankung meines Mannes nur sehr langsam verschlechterte. Es verbesserte sich auch seine Psoriasis (Schuppenflechte). Die immer sehr schuppige Haut wurde glatt und weich. Wie in dem Buch ‚Säure-Basenhaushalt' von Worlitschek nachzulesen, spielt sicherlich der ausgeglichene Säure-Basen-Haushalt eine wichtige Rolle:

Bei einer vollwertigen, ausgewogenen Ernährung ist das Säure-Basen-Verhältnis ausgeglichen, es liegt weder eine Übersäuerung, eine sogenannte Azidose, noch ein Basenüberschuss vor. Unsere heutige proteinreiche, ballaststoff- und vitaminarme Kost führt dagegen zu einer Verschiebung des Säure-Basen-Verhältnisses im Körper. Die Mehrheit der Bevölkerung isst zu säurereich: Fleisch, Fisch, Käse, Eier, gehärtete und raffinierte Fette, Weißmehlprodukte, Kaffee, Süßigkeiten, Alkohol machen einen hohen

Anteil der täglichen Nahrungszufuhr aus. All diese Nahrungsmittel sind säurebildend. Eine dauerhafte Übersäuerung des Körpers begünstigt u. a. Krankheiten des Nervensystems, rheumatische Erkrankungen, Schädigung des Verdauungssystems sowie des Bindegewebes. Die sogenannten Zivilisationskrankheiten bilden sich v. a. aufgrund einer Übersäuerung des Körpers aus.

Bei einem gesunden Menschen gibt es zwei Regulationsorgane: Die Niere, die Säuren und Ammonium ausscheidet, sowie die Lunge, die durch Absetzung von Kohlensäure zu einer Stabilisierung des Gleichgewichts beiträgt. Eine säureüberschüssige Ernährung überfordert jedoch die Kapazität dieser Organe, die Säuren werden nicht ausgeschieden und lagern sich in den Geweben, im Bindegewebe, ab. Diese Gewebeübersäuerung wiederum zieht Versorgungsengpässe der Zellen nach sich, da das Bindegewebe die Funktion eines Katalysators einnimmt.

Säuren und Basen sind wichtige Wechselspieler im menschlichen Körper. Beide müssen vorhanden sein, um ein Gleichgewicht des sogenannten pH-Wertes von Körperflüssigkeiten zu garantieren. Eine vollständige Ausscheidung der im Stoffwechsel ständig auftretenden Säuren setzt eine konsequente basenüberschüssige Kost voraus.

Lebensmittel weisen hinsichtlich ihrer Wirkstoffgehalte erhebliche Schwankungen auf, abhängig von der Qualität der Böden, der Reifebedingungen oder

Lagerzeiten. Der unterschiedliche Mineralstoffgehalt ist ausschlaggebend für die Klassifizierung in basen- oder säurebildende Lebensmittel. Zu den Mineralien, die bevorzugt Basen bilden, gehören Eisen, Kalium, Calcium, Magnesium und Natrium. Säurebildende Mineralien sind Chlor, Fluor, Jod, Phosphor, Schwefel und Silizium.

Basenbildende Nahrungsmittel sind u. a. Blattsalate, Keimlinge, fast alle Gemüsesorten, Obst, Nüsse, Mandeln ...

Mein Mann aß die gut gewürzten Speisen mit Appetit weiter. Für eine ‚Augenweide' der Speisen sorgte ich durch jahreszeitentsprechende Salat- und Gemüsebeilagen. Ich deckte den Tisch so oft wie möglich auf den Terrassen im Garten, denn dort begleitete ihn der Gesang unserer Gartenbewohner, der Singvögel. Der Gewichtssturz hörte auf, es kam zu einem langsamen Gewichtsanstieg, dann zu einem Gewichtshalten, das zeigte das tägliche Wiegen. Auch der Stuhlgang spielte sich ein: Bis zu viermal am Tag problemloses Entleeren. Selbst der Blutdruck kam allmählich in den völligen Normbereich. Das kontrollierte mein Mann selbst diszipliniert, kontinuierlich durch Messungen zweimal am Tag mit dem Blutdruckmessgerät. Voll Stolz zeigte er jedes Mal dem Hausarzt, der ihn regelmäßig besuchte, das von ihm sorgfältig geführte Blutdrucktagebuch.

Wie wichtig ist doch die Mithilfe des Patienten selbst zur Überwindung seiner Krankheit.

Nach Ratschlag seines Hausarztes sollte er jedoch das einmal pro Tag eingenommene blutdrucksenkende Mittel DELIX 2,5 vorsichtshalber nicht absetzen. Auch CALCIMAGON D 3 (Kautabletten zum Aufbau der Knochen) sollten zweimal am Tag fortsetzend eingenommen werden, das empfahl der Orthopäde, der meinen Mann auch weiterhin fürsorglich mitversorgte. Als zwei kleine Druckstellen am Rücken auftraten, kam der Hautarzt sofort ins Haus, verschrieb eine Zinksalbe, die rasch half, und verordnete eine spezielle Matratze zum Schutz gegen das Wundliegen. Diesmal wurde der Antrag von der privaten Krankenversicherung problemlos bewilligt. Bei meinem Mann traten nie Wundstellen auf. Allerdings wechselte ich bei ihm täglich die Nacht- und Leibwäsche, täglich die kleinen Steckunterlagen und zweimal pro Woche die Bettwäsche.

Als meinem Mann einmal beim Essen die kleine vordere Zahnprothese herausfiel, da sah ich ihn zum ersten Mal verzweifeln. Er fürchtete, mit dem Rollstuhl nicht in die zahnärztliche Praxis fahren zu können, und wie ein ‚Monster' wollte er nicht auch noch aussehen. Aber selbst der Zahnarzt kam ins Haus und „reparierte" alles an Ort und Stelle. Bei einer anderen ärztlichen Hilfsnotwendigkeit kam sogar der Augenarzt in unsere Wohnung. Auch der Hals-Nasen-Ohrenarzt bzw. seine Tochter versorgten meinen Mann bei uns zu Hause. Die notwendigen Medikamente wurden von der Apotheke vorbeigebracht. Hilfsbereitschaft von allen Seiten (von Nachbarn, Freunden, Bekannten, Einzelhandelsgeschäften usw.).

Zwei kleine Sünden durfte sich mein Mann allerdings bei unserem Vollwertprogramm erlauben: zweimal pro Woche Hackepeter, einmal rosa Matjes, eingekauft von unserer Haustochter Hedwig, und wöchentlich meine selbstbereiteten Klopse mit Bratkartoffeln und viel Kümmel! Das war auch seine letzte Mahlzeit, die er eine halbe Stunde vor seinem Tod mit viel Appetit gegessen hatte.

Rezept meines täglich zubereiteten Frischkornbreies (in Anlehnung an die Rezeptvorschläge aus dem Buch ‚Unsere Nahrung – unser Schicksal'):

Ich lasse mir in einem Naturkostladen je eine Schippe von 6-8 Getreidesorten (Roggen, Weizen, Dinkel, Gerste, Hafer, Hirse, Reis, Mais – praktisch alle Getreidesorten, die die ‚Mutter Erde' hervorbringt) geben. Von dieser täglich frisch zu mahlenden Mischung rühre ich pro Person 3 Esslöffel mit frischem, ungekochtem Wasser zu einem dicken Brei an und lasse diesen über Nacht etwa 12 Stunden einweichen. Am nächsten Morgen rühre ich diese Breimischung mit frischer Schlagsahne glatt, pro Person ein Esslöffel, gebe einige Spritzer flüssigen Süßstoff hinein und füge danach Obst hinzu: Geriebenen Apfel, zerdrückte reife Banane, kleinge-

schnittene weiche Birne, Kiwi, Weintrauben, Erdbeeren (also jeweils Obst der Jahreszeit). Einmal in der Woche reichere ich diesen Frischkornbrei mit fein geriebenen Nüssen an.
Diese Mahlzeit hat mein Mann jeden Morgen bekommen und mit Begeisterung gegessen, denn sie schmeckt köstlich! Der Frischkornbrei in Verbindung mit der zusätzlichen Vollwerternährung sättigt außerdem ungemein, sorgt für einen glatten Stuhlgang, reguliert Figurprobleme und verhilft mit Sicherheit auch zu einer glatten Haut und einer blühenden Gesichtsfarbe.

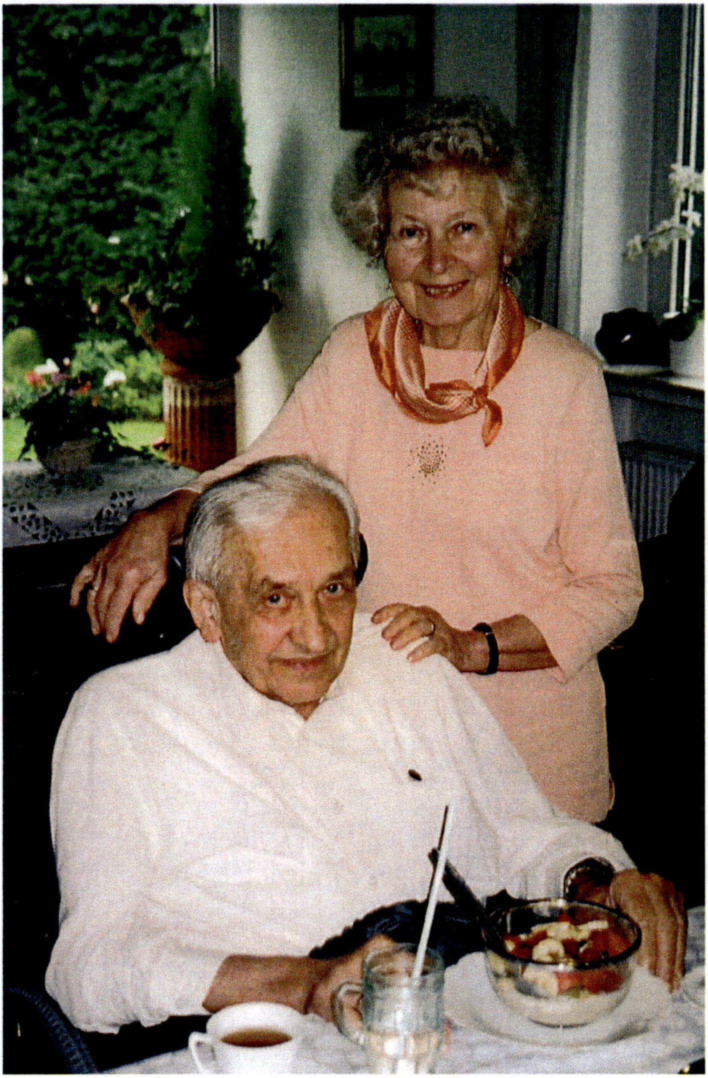

Unser täglicher Frischkornbrei

Die private Krankenversicherung – Eine unendliche Geschichte

Nicht nur bei den so notwendigen, ärztlich verordneten Hilfsmitteln, z. B. dem Pflegerollstuhl, sondern auch beim lebensrettenden Beatmungsgerät, beim bewegungserhaltenden Bewegungstrainer, bei der Bewilligung der höheren Pflegestufe, es kam immer wieder zu nervenaufreibenden, zeitaufwändigen telefonischen und schriftlichen Auseinandersetzungen mit den jeweiligen Sachbearbeitern der privaten Krankenversicherung. Fairerweise muss ich hier einräumen, dass es zwei Sachbearbeiterinnen waren, die mir mit freundlichen Worten das ‚Unmögliche' zu erklären versuchten.

Einmal schrieb ich allerdings verbittert: „Ich hätte Hilfe von Ihnen erwartet bei meiner schweren Aufgabe, durch die ich nicht nur meinem Ehemann den Aufenthalt in einem Krankenhaus oder Pflegeheim, sondern auch der Kranken- und Pflegekasse viel an Kosten erspart habe."

Ich habe mich oft gefragt: „Was macht ein ähnlich Betroffener in so einer schlimmen Situation?" Deswegen habe ich anderen Hilfesuchenden einen Einblick in mein Pflegeprotokoll gegeben mit einer konkreten und detaillierten Schilderung des Hilfsbedarfs bei den Bereichen Mobilität, Körperpflege, Ernährung und hauswirtschaftliche Versorgung.

Ratsuchende können sich gern Anregungen daraus holen.

Trotz meiner flehenden Anrufe, trotz der ärztlichen Dringlichkeitsverordnung zum Pflegerollstuhl wurde ich von dem Sachbearbeiter der privaten Krankenversicherung nur gewarnt: „Besorgen Sie sich bloß nicht wieder etwas selbst." Damit war die damalige Anschaffung des lebensrettenden Beatmungsgerätes gemeint.

An dieses BEATMUNGSGERÄT war mein Mann sofort bei seiner Einweisung ins Krankenhaus gelegt worden – als lebensrettende Maßnahme. In die Bedienung des Beatmungsgerätes waren wir beide während unseres 13-tägigen Krankenhausaufenthaltes eingewiesen worden. Dieses Gerät wurde uns auch nach Hause als lebenserhaltende Maßnahme für die Heimbeatmung mitgegeben. Die Einweisung vor Ort wurde von der Herstellerfirma vorgenommen. Als wir später von dieser Firma die hohe Rechnung erhielten, habe ich die Rechnungssumme überwiesen und nachfolgend unsere private Krankenversicherung um Erstattung ihres 30%-Anteils gebeten. Zu meinem Erstaunen wurde ich auf Versicherungsbedingungen hingewiesen, die vor Anschaffung des Gerätes nachzulesen gewesen wären.

Empört telefonierte ich zurück, ob mein Mann hätte so lange die Luft anhalten sollen, bis die Kasse genehmigt hätte. Wenn Gefahr im Verzug sei, müsse doch zuerst gehandelt und nicht vorweg gelesen werden.

Trotzdem wurde uns erklärt, dass wir bei Anschaffungen von ‚Hilfsmitteln' (!!!) immer zuerst die Versicherung um Erlaubnis fragen müssten, diese würde uns ihre Lieferanten benennen, die billiger seien. Später haben wir bei Vergleichen feststellen können, dass dies ja gar nicht immer der Fall war. Es wurde uns einfach nur eine wesentlich geringere Summe zurückerstattet. Kulanzangebot – ähnlich wie später beim Bewegungstrainer.

Mein Mann und ich blieben trotzdem ruhig, wollten keinen Gerichtsstreit, bis es allerdings zur völligen Ablehnung einer Erstattung der erhöhten Stromkosten kam, entstanden durch das Beatmungsgerät, den Sauerstoffkonzentrator, den Bewegungstrainer und den elektrischen Rollstuhl, obwohl es doch dazu schon ein Bundessozialgerichtsurteil (BSG-Urteil) gab. Nun wollte mein Mann, dass ein Anwalt eingeschaltet würde. Es sollte ein Präzedenzfall geschaffen werden. Auch nach dem Tode meines Mannes werde ich die Angelegenheit weiter verfolgen lassen und alle Ergebnisse dazu, positive oder negative, dem Verein der Muskelkranken zur Information und als Hilfe für ähnlich Betroffene zukommen lassen.

Und der medizinische Dienst ließ so lange zur Bewilligung des Pflegerollstuhls auf sich warten! Da sprang ein Sanitätshaus helfend ein. Wir bekamen einen gebrauchten Rollstuhl geliehen bis zum Umtausch in den genehmigten. Die Kasse müsste angeblich sparen! Warum mussten es immer neue Hilfsmittel sein? Wir wären auch mit gebrauchten zufrieden gewesen.

Erst der letzte medizinische Dienst meinte bei seinem Besuch erschüttert: „Man hat Sie ‚im Regen' stehen lassen. Sie haben ja zwei Jahre lang Tag und Nacht, ohne Ablösung, Intensivpflege geleistet." Er stimmte dem Antrag auf einen PATIENTENLIFTER sofort zu.

Diese Kosten hat die private Krankenversicherung/Pflegeversicherung dann allerdings ‚einsparen' können, denn das Lebenslicht meines Mannes ist vorher erloschen.

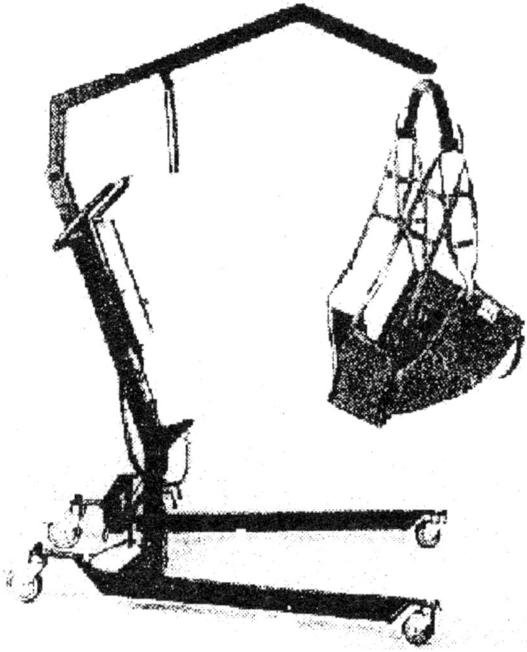

Ein Patientenlifter ist in der Pflege Schwerstbehinderter ein beinahe unersetzliches Hilfsmittel

Krankenkassen und ihre Leistungen

Grundsätzlich muss festgestellt werden, dass sich jeder gesunde Mensch sehr genau überlegen sollte, in welcher Krankenkasse er sich versichert, da die Leistungen der Krankenkassen gerade bei so schweren Erkrankungsfällen wie ALS sehr unterschiedlich sind.

Ein wesentliches Problem, das es immer zu bedenken gilt, ist die Frage, ob man in Vorleistung treten muss. Die zur Heimbehandlung notwendigen Gerätschaften kosten zum Teil ein Vermögen. Umbaumaßnahmen am Haus, die täglichen Medikamente verursachen weitere Kosten.

Die Gesetzlichen Krankenkassen Ihrer jeweiligen Region finden Sie über das Telefonbuch. Im Regelfall bieten die Krankenkassen für den Schwerstbehindertenbereich einen extra Beratungsdienst an, siehe auch die Adressen im Adressenverzeichnis.

Pflegeprotokoll vom 27.03.2003

Edith-Maria Soremba
Pflegebedürftiger: Hans-Joachim Soremba
Windallee 25
49377 Vechta
Pflegeversicherung XXXXXXXXXX

Pflegeprotokoll
mit einer konkreten und detaillierten Schilderung des Hilfebedarfs in den Bereichen Mobilität, Ernährung, Körperpflege und hauswirtschaftliche Versorgung.

Alle diese benannten ‚Verrichtungen des täglichen Lebens' (plus Überwachung und Betätigung der häuslichen Beatmung) werden von mir übernommen und durchgeführt, weil der Pflegebedürftige (Hans-Joachim Soremba) dazu nicht mehr in der Lage ist.

Durch einen zunehmenden Muskelschwund, durch seine Schwäche an Armen und Beinen und auch in der Atemmuskulatur, durch seine massiven Bewegungseinschränkungen ist mein Ehemann inzwischen hilflos in allen Lebensbereichen geworden – allerdings nicht in seiner geistigen Beweglichkeit. Ich pflege ihn täglich rund um die Uhr, auch des Nachts, muss in ständiger Bereitschaft stehen und kann ihn nie alleine lassen.

Um Bestätigung meiner Angaben habe ich unseren Hausarzt gebeten – er konnte sich durch seine Hausbesuche einen guten Überblick über meine Pflegedienste und den Gesundheitszustand meines Mannes verschaffen.

Der Neurologe und der Hausarzt haben nicht nur meinen Mann hervorragend ärztlich betreut, sondern auch mir – besonders in der Anfangsphase meiner Hilflosigkeit gegenüber der ALS Problematik – stets mit Rat und Tat hilfreich zur Seite gestanden.

Mein Mann wacht in der Regel (nach einer anstrengenden Nacht für beide) zwischen 10 und 11 Uhr morgens auf. Er benötigt sofort Hilfe beim Abnehmen der Beatmungsmaske mit ihren Schläuchen, beim Ausschalten des Beatmungsgerätes, des Befeuchters und des Sauerstoffkonzentrators.

Die Temperatur im Raum (Heizung) muss vor dem Ankleiden hochgestellt werden.

Die Bettdecke wird zurückgeschlagen. Mein Mann wird langsam – mit Hilfe des ‚Balkens' – vom Liegen in die Sitzposition hochgehoben, danach Fuß für Fuß über die Bettkante nach unten gesetzt – von der sitzenden Haltung in den Rollstuhl oder Toilettenstuhl transferiert (Vorsicht! Abrutsch-/Sturzgefahr!), danach ins Badezimmer gefahren zur Toilette. Zwischendurch Lüften im Krankenzimmer, Ausschütteln und Aufrichten des Federbettes, der

Kopfkissen, des Bettlakens, Wechseln und Wegbringen der beschmutzten Windeln und Unterlagen.

Öffnen des Toilettendeckels – vorsichtiges Weiterschieben vom Rollstuhl auf den Toiletten- oder Dusch-Toilettensitz (entsprechend dem Wunsch des Patienten). Nach Blasen- bzw. Stuhlgangentleerung Intimwäsche – Hochziehen des Schlafanzuges – wieder Zurückschieben auf den Rollstuhl. Fahrt zum Waschbecken, zum Waschen des Oberkörpers, des Unterkörpers, der Hände, des Gesichtes, der Füße, Zähneputzen, Bereitstellung und Wegschaffen aller dafür benötigten Utensilien – dazu gehört auch tägliches mehrfaches Säubern der Urinflasche und der Toilette – Fahrt zurück ins Krankenzimmer.

Vorsichtiges Herausheben und Aufstellen auf eine Waage zur täglichen Gewichtskontrolle mit Notiz – auch tägliche Blutdruckkontrolle mit Aufzeichnung. (Nach einem Gewichtssturz von 35 kg jetzt wieder gleichbleibender Gewichtsstand durch Spezialkost / siehe Ernährung) Wieder Hinfahren zum Sitzen auf der Bettkante, von dort Ausziehen der Nachtbekleidung, Einreiben mit Franzbranntwein und Penatencreme auf Po und Druckstellen, Anziehen der Tageskleidung, auch Wollsocken und Spezialschuhe. Beim Stehen z.B. Anlegen einer Fußspezialschiene, Kämmen und Bürsten dreimal täglich, elektrische Rasur jeden 2. Tag.

Wieder Transfer in den Rollstuhl zur Frühstücksfahrt in die Küche oder das Wohnzimmer. Umbinden des Halbkörperlätzchens, Bereitstellung des Servierbrettes, Verabreichen der morgendlichen Nahrung (Frischkornbrei – siehe Essensplan und Begründung der Spezialkost), Früchtetee aus Schnabeltasse oder mit Strohhalm getrunken, Verabreichung der Medikamente unter Zugabe von 1-2 Glas Wasser, Abnehmen des Lätzchens, Wegbringen des Servierbrettes, Waschen der Hände, des Mundes, Vorlegen der Tageszeitung, Tagespost (Teilnahme am öffentlichen / politischen Leben). Hinfahrt ins Kranken-/Wohnzimmer zum Fernsehen, zwischendurch Umwechseln auf den Bewegungstrainer (morgens und abends je 20 Minuten) Anlegen und Abnehmen der Schnallen und Gurte und des Pulsmessers. Darreichen einer Zwischenmahlzeit, z.B. 1 Tasse Instant-Gemüsebrühe und ½ Vollkornbrötchen.

Dazwischen Besorgungen oder Verrichtungen zur hauswirtschaftlichen Versorgung, wozu inzwischen schon 4 x wöchentlich je 3 Stunden an Zusatzhilfen anfallen: Reinigung der Wohnung, Spülen des Geschirrs, Waschen der Leib- und Bettwäsche (Unterwäsche, Nachtwäsche, Kopfkissen, Socken, Handtücher täglich – andere Bettwäscheteile wöchentlich, Oberhemden/Oberbekleidung 2-3 wöchentlich).

Besorgungen, Telefonate, Schriftverkehr z.B. mit privater Krankenversicherung, Beihilfestelle, Sanitätshaus, Beatmungsgerätefirma, Verein der Muskelkranken; Herein-/Herauslassen von Besuchern

(Arzt, Krankengymnastin, Hausfriseur, Kosmetikerin für den Pflegebedürftigen, Geistlichen zur Hauskommunion), Besuche bei der Bank, Behörde und Apotheke.

Verlassen des Hauses und Wiederkommen zwecks Arztbesuchen, z.B. Lungenfunktionskontrolle (Lungenfachärztin) oder zum Neurologen Prof. Dr. med. Engelhardt, Oldenburg, mit einem Spezialauto.

Zubereiten einer Vollwertkost – Mittagsmahlzeit – täglich unter Zugabe von Salat der Saison. Ähnliche Vor- und Nachhilfen wie beim Frühstück in der Küche oder im Wohnzimmer.

Zurückfahrt ins Krankenzimmer zum Mittagsschlaf, Hilfen beim Wechseln vom Rollstuhl ins Krankenbett, Zimmertemperatur regulieren, Wärmeflasche vorbereiten, Kirschkornsäckchen im Mikrowellenherd anwärmen, Betten aufschütteln, Vorlagen zurechtlegen, Ehemann vorsichtig ins Bett helfen – danach die gesamte Prozedur um die häusliche Beatmung erneuern.

Auch während der Mittags- oder Nachtbeatmung kann mein Mann nicht ohne Aufsicht bleiben, das Beatmungsgerät ist hochsensibel, gibt oftmals Warnzeichen, nach denen ich sofort die Apparaturen ausschalten muss. Ich schlafe auch des Nachts – mit Blickkontrolle auf meinen Mann – mit ihm in einem Raum (auf einer Schlafcouch).

Nach dem Mittagsschlaf wieder Ablösung (Erlösung) der Beatmungsmechanismen. (Dass alle Teile wie Masken, Schläuche, Filter, Wassergefäße gereinigt und gewechselt und nötigenfalls gewartet werden müssen, versteht sich eigentlich von selbst, auch das tägliche Aufladen des elektrischen Rollstuhls.)

Der Pflegebedürftige benötigt immer stärker die häusliche Beatmung durch das Schwinden der Kräfte – siehe Bericht der Lungenfachärztin Frau Dr. Hinrichs – zum Mittagsschlaf 3-5 Stunden, des Nachts 9-11 Stunden.

Danach wieder sämtliche Aufstehhilfen aus dem Bett – in den Rollstuhl – Wechseln des Schlafanzuges in die Tageskleidung. Besondere Hilfen bei Knöpfen, Reißverschlüssen, Schuhverschlüssen usw.

Danach tägliche Ausfahrt an die frische Luft – Zeitlänge je nach Wetterlage. Auch wenn das nicht gewertet wird, so ist dies für meinen Mann zur Stabilisierung / Abhärtung zwingend notwendig.

Danach Verabreichung einer 2. Zwischenmahlzeit wie Vollkornzwieback mit Butter beschmiert oder Vollkornkuchen/-plätzchen; Getränke zum Einnehmen der Medikamente.

Wieder Hinfahrt zum Bewegungstrimmer mit allen schon beschriebenen Hilfen, auch Licht an- und ausschalten, Stecker rein- und rausziehen, Brille bringen, Steuerungsgerät kontrollieren, destilliertes Wasser herstellen und bei den Geräten austauschen usw.

Am Nachmittag: Vollrasur durch mich; Finger- und Fußnagelpflege nach Bedarf durch mich, alle 14 Tage durch eine Kosmetikerin, jede Woche 1 x Hausfriseur, 2 x wöchentlich Krankengymnastik im Haus. Beim Duschen (durch mich) 2-3 x wöchentlich bedarf es besonders großer Vorsicht und Hilfestellung. Dazwischen sind immer wieder Hilfen beim Einführen in die Urinflasche, beim Heranschaffen frischer Taschentücher durch ständig triefende Nase usw. nötig.

Zum Abendbrot ähnliche Hilfen wie beim Frühstück und Mittagessen wieder Medikamentenanreichung, wieder Vollwert-Hauptmahlzeit mit Salat der Saison.

Wiederholtes Umsetzen auf den Toilettenstuhl oder Fahrten zur Toilette zwecks Blasen- oder Darmentleerung (mit anschließender Intimhygiene und Urinflaschen- oder Toilettenreinigung).

Mein Mann muss häufig Wasser lassen (sechsmal am Tag, zwei- bis dreimal des Nachts) und hat eine rege Verdauung: mindestens zwei- bis dreimal am Tag und zweimal in der Nacht. Wenn dies zu häufig wird, regulieren wir mit Imodium (nach Absprache mit dem Hausarzt). Während der nächtlichen Verdauungsentleerung muss jedes Mal die gesamte Beatmungsapparatur entfernt und wieder angeschlossen werden. Jeweils eine halbe Stunde mal vier.

Am anstrengendsten wird der Pflegedienst während der Nacht, in der ich in ständiger Pflegebereitschaft stehen muss, von Mitternacht bis in die Morgenstunden drei- bis fünfmal geweckt werde und nur ‚bruchstückweise' weiterschlafen kann. Dazu kommt, dass mein Mann von seinen ungeheuren Ängsten vor dem Einschlafen – Nacht für Nacht – zunächst einmal befreit werden muss. Nicht bei der Beatmung während des Mittagsschlafs, aber stets vor der nächtlichen Beatmung, beim Anlegen der Individualmaske, tauchen bei meinem Mann psychische Probleme – Erstickungsängste – auf, die er am Tage nicht kennt. (Beim letzten ALS-Treffen wurde mir auf meine diesbezügliche Frage versichert, dass dies bei allen Kranken in diesem Stadium so ist oder so war). Eine Angstminderung durch ein ärztlicherseits verordnetes Beruhigungsmittel wurde von meinem Mann (bislang) abgelehnt. So bemühe ich mich jedes Mal, ihn liebevoll zu beruhigen, zum Aufsetzen der Individualmaske zu bewegen und ihn allmählich so zum zeitweiligen Schlafen zu bringen. Dazu hat mein Mann außerdem noch ein gestörtes Kälte-Wärme-Empfinden, so dass ich ihm im stundenweisen Wechsel die Wärmeflasche, das angewärmte Kirschkornsäckchen, bringen oder wieder wegnehmen muss, die Zimmertemperatur ist unterschiedlich zu regulieren, die Fenster sind zum

Lüften zu öffnen oder zu schließen, Licht an- und ausschalten u. ä. Erst im Laufe der frühen Morgenstunden wird er ruhiger und findet Schlaf, allerdings dann oft bis in den Vormittag hinein.

All dies ist nur ein Kurzeinblick in das Pflegegeschehen. Ich werde meinen Mann, der noch nie sein Schicksal beklagt hat und für alles dankbar ist, auch weiterhin so pflegen: ‚rund um die Uhr'. Sollte in der Pflegekasse kein Geld mehr sein, so werde ich das akzeptieren, aber nicht, dass ich etwas beantragt haben soll, wofür von mir angeblich keine entsprechende Leistung erbracht worden ist.

Vechta, den 27.03.2003

Edith-Maria Soremba

Die Aktivitäten des täglichen Lebens (ATL)

Als ich zum ersten Mal von den ‚Aktivitäten des täglichen Lebens' hörte, geschah das nach dem Tode meines Mannes während einer der vielen Erinnerungsgespräche, die ich mit unserer liebreizenden Mieterin aus dem 2. Stock, Frau Rabiye Thomann, führte. Diese junge Krankenschwester war während der Pflegezeit immer dann hilfsbereit eingesprungen, wenn mich ab und zu doch einmal die Kräfte verlassen wollten, z.B. beim Umbetten meines Mannes.

„Wissen Sie, Frau Soremba, ich hätte mir die 3 Jahre Auswendiglernen in ‚Pflege zu Haus' ersparen oder erleichtern können und lieber täglich bei Ihnen unten hereinschauen sollen. Dann hätte ich alles das aus der Praxis aufschreiben können, was theoretisch im Buche steht. Warten Sie, ich hole Ihnen einmal das Buch herunter aus der Wohnung."

Und dann zeigte sie mir zum ersten Mal den dicken ‚Wälzer' von weit über 1000 Seiten. Da war ich selbst betroffen, als ich die einzelnen Seiten durchblätterte.

ATL - Aktivitäten des täglichen Lebens
Das Pflegemodell von Liliane Juchli

Auf der Grundlage der von Nancy Rober beschriebenen sechs Grundbedürfnisse des Menschen, bereits Hippokrates benannte „sechs Sachen" des gesunden Lebens, entwickelte die Schweizer Krankenschwester Liliane Juchli ein umfassendes Pflegemodell: Die Aktivitäten des täglichen Lebens (ATL). Juchli analysiert dabei insgesamt 12 verschiedene Aktivitäten des täglichen Lebens, durch die sich das Verhalten des Menschen charakterisiert. Die 12 Aktivitäten ordnet sie in zwei Hauptgruppen, die Zeit ihres Lebens in einem Spannungsfeld zwischen Abhängigkeit und Unabhängigkeit ausgeübt werden:

a. biologische Notwendigkeiten

Atmen, Essen, Trinken, Ausscheiden, Kontrolle der Körpertemperatur, Schlafen, Bewegen, Sterben.

b. Aktivitäten, die kulturellen und sozialen Einflüssen unterliegen

Sich eine sichere Umgebung schaffen und erhalten, kommunizieren, persönliches und individuelles Waschen und Kleiden, Arbeit und Spiel, Sexualität ausdrücken und ausüben.

Aufgabe des Pflegenden ist bei physischen und psychischen Erkrankungen die Herstellung der größtmöglichen Unabhängigkeit beim Patienten.

Ich hatte damals einfach intuitiv gehandelt und mir einige gute Anregungen aus der kleinen Broschüre des Gesundheitsministeriums geholt. Wahrscheinlich waren mir dafür auch meine Erfahrungen in der Krankenpflege als Mutter und Großmutter zu Hilfe gekommen. Mit Sicherheit aber war es die Liebe, die erfinderisch macht, die Grenzen überwindet, keinen Ekel kennt und Berge versetzen kann.

Als wir dann die einzelnen ATLs durchgingen und diese auch in meinem Pflegeprotokoll wiederzufinden waren, da blieb Rabiye besonders bei dem ATL Punkt: ‚Sich als Frau oder Mann fühlen und verhalten' (Mensch sein, lieben, leben).

„Wissen Sie, Frau Soremba, das hat mich bei Ihnen am meisten beeindruckt, wie Sie Ihren Mann umhegt, förmlich herausgeputzt haben. Er war immer geschmackvoll, ja, farbenfroh gekleidet, Haare, Haut, Finger- und Fußnägel waren bestens gepflegt. Er war bis zuletzt ein gut aussehender Mann. Man konnte es ihm auch richtig anmerken, wie glücklich er war, dass er so geliebt wurde. Er hat aber auch seine Liebe weitergegeben und Dankbarkeit gezeigt, auch bei mir, trotzdem ich ihm doch nur so wenig helfen konnte. Er ist mir wie ein Großvater geworden, den ich nie gekannt habe ..."

Ich wollte abwehren. Aber sie ereiferte sich förmlich: „Schließlich haben Sie ihm doch das Leben erhalten mit der Heimbeatmung, lesen Sie doch einmal den ATL-Punkt ‚Atmen' durch."

Bei einer anderen Gelegenheit sprach Rabiye den ATL-Punkt ‚Kommunikation' an.

„Ihr Mann stand ja weiter im Leben. Er durfte sich mit Ihnen, mit der Familie, mit Freunden, Bekannten unterhalten, durfte Schach spielen, konnte mit den Enkelkindern lernen und verstand so spannend zu erzählen. Das habe ich so richtig gemerkt, als Sie ihn mir sogar einmal für ein paar Stunden an einem Nachmittag allein „überließen", als Sie Ihrem jüngsten Sohn persönlich im Nachbarort gratulieren wollten. Sie haben Ihren Mann ja wie einen Augapfel behütet. Da habe ich aber erst gemerkt, was für ein großes Allgemein- und Geschichtswissen er hatte und wie gut er politisch geschult war. Er verstand auch so spannend zu erzählen aus seiner glücklichen Kindheit in der Großfamilie, von seinem Flugzeugbaustudium, von seinen Erlebnissen im Krieg als Sturzkampfflieger, aus Flucht und Gefangenschaft. Ich hätte ihm noch stundenlang zuhören können. Aber da kamen Sie ja schon und erkundigten sich besorgt nach seinem Wohlbefinden. Ich hätte Ihnen so gern noch mehr geholfen, aber Sie waren einfach zu bescheiden."

Wir mussten beide wieder lachen. Wir haben inzwischen übereinstimmend festgestellt, dass es nicht nur ein Zufall gewesen sein kann, dass wir uns bei der ersten Begegnung als Mieter- und Vermieter-Ehepaar füreinander entschieden haben. Doch sie hilft auch mir weiter, wenn ich den kleinen ‚Schutzengel' von oben brauche.

Als weitere Hilfe für Ratsuchende will ich hier auf die sogenannte Patientenverfügung hinweisen. Sie hat uns in der verzweifelten, fast kopflosen Situation (bedingt durch den plötzlichen Tod des Ehemannes, des Vaters) sehr geholfen.

Mein Mann ist – ohne Anzeichen von Schmerzen – durch Herzstillstand in meinen Armen gestorben. Durch drei Ärzte, die wir zu Hilfe holten, wurde sein Sekundenherztod festgestellt und bescheinigt. So brauchte er auch nicht mehr zu einer ‚Enduntersuchung' in ein Krankenhaus eingeliefert werden. Dies entsprach voll dem Wunsch seines Patiententestaments: Er wollte nicht, dass sein Leben um jeden Preis verlängert wird, sondern würdig in seinem Haus sterben dürfen.

Ich kann nur jedem Kranken und Gesunden empfehlen, eine Patientenverfügung rechtzeitig zu hinterlegeen. Im Internet und in Broschüren finden Sie eine Vielzahl von verschiedenen Verfügungen. Unter:
http://www.medizinethik-bochum.de/ Verfuegungen.htm
findet man eine Auflistung von mehr als 180 entsprechenden Patientenverfügungen. Eine Broschüre des Bundesjustizministeriums bietet zudem Formulierungshilfen bei Patientenverfügungen, die jeweilig

auf die ethischen Grundsätze des Patienten ausgerichtet sind.
Neben der Patientenverfügung ist zudem die Vorsorgevollmacht, in der der Patient eine Person benennt, die – sollte er nicht mehr in der Lage sein, seinen Willen zu bekunden – für ihn die Entscheidungen gegenüber den behandelnden Ärzten vertritt.

Auf der Grundlage meines christlichen Glaubens will ich in diesem Buch die Patientenverfügung und die Vorsorgevollmacht abdrucken, die die Deutsche Bischofskonferenz und der Rat der Evangelischen Kirche in Deutschland in Verbindung mit den übrigen Mitglieds- und Gastkirchen der Arbeitsgemeinschaft Christlicher Kirchen in Deutschland bereitstellt. Die Verfügungen und dazugehörigen Erläuterungen gibt es als Broschüre (siehe Literaturverzeichnis) oder als Download im Internet:

http://www.ekd.de/download/patientenverfuegung_formular.pdf

Patientenverfügung

Für den Fall, dass ich nicht mehr in der Lage bin, meine Angelegenheiten selbst zu regeln, verfüge ich:

An mir sollen keine lebensverlängernden Maßnahmen vorgenommen werden, wenn medizinisch festgestellt ist, dass ich mich im unmittelbaren Sterbeprozess befinde, bei dem jede lebenserhaltende Maßnahme das Sterben oder Leiden ohne Aussicht auf erfolgreiche Behandlung verlängern würde,
oder
dass es zu einem nicht behebbaren Ausfall lebenswichtiger Funktionen meines Körpers kommt, der zum Tode führt.
Ärztliche Begleitung und Behandlung sowie sorgsame Pflege sollen in diesen Fällen auf die Linderung von Schmerzen, Unruhe und Angst gerichtet sein, selbst wenn durch die notwendige Schmerzbehandlung eine Lebensverkürzung nicht auszuschließen ist. Ich möchte in Würde und Frieden sterben können, nach Möglichkeit in Nähe und Kontakt mit meinen Angehörigen und nahe stehenden Personen und in meiner vertrauten Umgebung.
Ich bitte um seelsorgerlichen Beistand.
Maßnahmen aktiver Sterbehilfe lehne ich ab.
Ich unterschreibe diese Verfügung nach sorgfältiger Überlegung und als Ausdruck meines Selbstbestimmungsrechtes. Ich wünsche nicht, dass mir in der akuten Situation eine Änderung meines hiermit

bekundeten Willens unterstellt wird. Sollte ich meine Meinung ändern, werde ich dafür sorgen, dass mein geänderter Wille erkennbar zum Ausdruck kommt.

Name:
geb. am:
Anschrift:
Ort, Datum:
Unterschrift:

Diese PATIENTENVERFÜGUNG wird von mir erneut bestätigt:

Ort, Datum:
Unterschrift:
Ort, Datum:
Unterschrift:

Vorsorgevollmacht

Für den Fall, dass ich außerstande bin, meinen Willen zu bilden oder zu äußern, benenne ich hiermit als Person meines besonderen Vertrauens:
Frau/Herrn:
geb. am:
Anschrift:
und erteile ihr hiermit Vollmacht, an meiner Stelle mit der behandelnden Ärztin oder dem behandelnden Arzt alle erforderlichen Entscheidungen abzusprechen.
Die Vertrauensperson soll meinen Willen einbringen und in meinem Namen Einwendungen vortragen, die die Ärztin oder der Arzt berücksichtigen soll. Sie darf auch die Krankenunterlagen einsehen und in deren Herausgabe an Dritte einwilligen.
Zu diesem Zweck entbinde ich die mich behandelnden Ärzte oder Ärztinnen und deren nichtärztliche Mitarbeitende gegenüber meiner Vertrauensperson von der Schweigepflicht.
Diese Vorsorgevollmacht ist jederzeit ohne besondere Form widerruflich.

Ort, Datum:
Unterschrift:

Festsetzung des Behindertengrades bei ALS

Nach der Diagnose ALS sollte bei dem jeweils zuständigen Ordnungsamt, nach Möglichkeit sofort, die Festsetzung des Behindertengrades beantragt werden. Patienten mit einer fortgeschrittenen ALS haben Anspruch auf einen Schwerbehindertenausweis. Gesondert muss bei der jeweiligen Pflegekasse, im Regelfall identisch mit der Krankenkasse, die Unterstützung aus der Pflegeversicherung beantragt werden. Betroffene und Angehörige können sich beraten lassen durch die örtlichen Sozialämter, die Krankenkassen und vor allem durch die Deutsche Gesellschaft für Muskelkranke. Die Adressen dazu finden Sie im Anhang.

Auf den nachfolgenden Seiten gebe ich eine Anlage zu einem Antrag für die Festsetzung des Behindertengrades bei ALS wieder, wie er von Helga Klier, der Sozialreferentin der DGM, entworfen wurde.

Anlage zum Antrag: Festsetzung des Behindertengrades bei ALS

Die Amyotrophe Lateralsklerose ist eine gravierende Erkrankung des Nervensystems mit dramatisch fortschreitender Symptomatik und infauster Prognose.

Durch die Erkrankung der Nerven, insbesondere der im Rückenmark liegenden Vorderhornzellen, kommt es zu Muskelschwäche und zu unwillkürlichen Muskelzuckungen. Die ersten Symptome zeigen sich zunächst in der Hand- und Fußmuskulatur, dehnen sich aber im weiteren Verlauf der Erkrankung auf den gesamten Körper aus. Die sensiblen Empfindungen für Berührung, Schmerz und Temperatur, das Sehen, Riechen und Hören, die Funktionen von Blase und Mastdarm und vor allem die geistigen Fähigkeiten bleiben von Beeinträchtigungen unberührt.

Sind die Nerven im Hirnstamm betroffen, ist bereits im Anfangsstadium der Erkrankung die Sprech- und Schluckmuskulatur geschwächt. Häufig werden eine häusliche Beatmung und die Nahrungsaufnahme über eine Magensonde notwendig.

ALS-Kranke bedürfen rascher und mehr als andere Behinderte einer umfassenden Unterstützung und Pflege. Sie sind mehr und spezieller als die meisten anderen Behinderten auf Hilfsmittel angewiesen, die die komplexen Funktionsausfälle in etwa ausgleichen können (Kommunikatoren, Atemgeräte, spezielle Pflegebetten, Aufrichtrollstühle u.ä.).

Muskelerkrankungen, insbesondere die ALS, sind in den Tabellen zur MdE nur sehr lapidar und keineswegs ausreichend berücksichtigt. Mit den Hinweisen auf die Analogie zu den übrigen aufgeführten Bewegungseinschränkungen ist die Schwere der Gesamtsymptomatik nicht zu erfassen. Vor allen Dingen wird der schnellen Progredienz keine Beachtung geschenkt. Tatsächlich ist es so, dass mit dem Erstantrag auf Schwerbehinderung und die entsprechenden Merkzeichen bei einer ALS gleichzeitig ein Verschlechterungsantrag gestellt werden müsste, damit zum Zeitpunkt des Bescheides, der in der Regel einige Wochen bis Monate braucht, die aktuelle Schwere der Behinderung dokumentiert ist.

ALS-Kranke sind in den meisten Fällen innerhalb kurzer Fristen dem Personenkreis der absolut Hilflosen in allen Lebensbereichen zuzuordnen. Die Krankheitsaktivität ist sehr hoch, sie bezieht sich auch auf die psychischen Folgeschäden in Form von reaktiv-depressiven Befindlichkeitsstörungen, die der physischen Lähmung eine psychische hinzufügen. Ein ALS-Kranker ist nach unserer Ansicht mindestens mit 80%, in den meisten Fällen jedoch mit 100% und den Merkzeichen H, aG und B sowie RF zu beurteilen.

Pflegen zu Hause – Eine schwierige Entscheidung

Die Liebe zu meinem Mann hatte mich zu meinem Entschluss geführt, ihn selbst zu Hause zu pflegen.

Die Broschüre ‚PFLEGEN' ZU HAUSE' hatte mir dazu viele wertvolle Hilfen vermittelt.

Ich kann jedem Ratsuchenden und Zweifelnden nur die Lektüre dieser Broschüre (siehe Literaturverzeichnis) empfehlen, wenn er vor der Frage steht: Kann ich die Pflege dieses hilfebedürftigen Menschen übernehmen oder soll ich ihn einem Heim anvertrauen?

Ich möchte an dieser Stelle einige grundlegende Überlegungen dieser Broschüre zusammenfassen, denn die Entscheidung zur Pflege sollte nicht leichtfertig getroffen werden.

Ein paar Gedanken vorab.

Jeder von uns kann durch eine plötzliche Behinderung, durch eine plötzliche Erkrankung oder auch durch Alterserscheinungen in die Situation geraten, dass seine Möglichkeit, sich selbstständig zu versorgen, plötzlich vorbei ist. Von einem Tag auf den anderen oder auch allmählich ist man auf Pflege angewiesen.

Es heißt in der Broschüre ‚Pflegen zu Hause': „Wenn er Glück hat, gibt es in seiner Familie, in seinem

Freundeskreis einen Menschen, der bereit ist, ihn zu Hause zu pflegen, der ihm in dieser Situation helfen will und ihm auch wirklich helfen kann ..."

Natürlich verdient eine solche Entscheidung, die Pflege zu übernehmen, einen hohen Respekt. Doch sollte sie nicht leichtfertig getroffen werden, denn für beide betroffenen Personen, den Pflegenden und den Gepflegten, ändert sich das Leben radikal. Da der Pflegefall zudem häufig ganz plötzlich eintritt, bleibt oftmals keine Möglichkeit, in Ruhe eine Entscheidung zu fällen. Doch man muss sich darüber im Klaren sein, dass die Pflegebeziehung oft über Jahre dauert und bis an die Grenzen der Belastbarkeit führt.

Bevor eine Pflegeentscheidung positiv getroffen wird, sollten einige Grundsätze geklärt werden.

Der Gepflegte und der Pflegende müssen die Situation bejahen. Dies ist nicht nur eine Entscheidung, die mit dem Verstand gefällt werden kann. Auch emotional muss diese Entscheidung von jedem der Partner getragen werden.

Weiter können wir in der genannten Broschüre lesen: „Eine zweite, mindestens so wichtige Überlegung sollte vor Ihrer endgültigen Entscheidung stehen, nämlich die Frage: Werde ich in der Lage sein, diesem Menschen trotz seines geschwächten Zustandes seine Eigenständigkeit, die Kontrolle über sich selbst zu erhalten? Dieser Vorsatz sollte Ihrer

Beziehung zu dem von Ihnen in Zukunft umsorgten Menschen zu Grunde liegen, damit Sie beide diesen Zeitraum miteinander so harmonisch wie möglich durchleben können ...“

Die Beantwortung dieser Frage darf man sich nicht zu einfach machen. Der Mensch, für den man die Verantwortung übernehmen will, hat im Regelfall eine bestimmte, zumeist positive Bedeutung im Leben gehabt. Nun aber verändert er sich mit seiner Pflegebedürftigkeit. Das gilt auch umgekehrt. Der auf Pflege angewiesene Patient wird den Menschen, der seine Pflege übernimmt, anders wahrnehmen.

Noch einmal aus ‚Pflege zu Hause’: „Trotzdem: Es will Ihnen nicht in den Sinn, den geliebten, jetzt pflegebedürftigen Menschen einem Heim anzuvertrauen. Sie haben sich entschieden, ihn in dieser schwierigen Lebensphase zu begleiten.

Dieser Ratgeber will Ihnen dabei Hilfestellung leisten. Ganz pragmatisch mit Infos und Tipps, die Ihnen den häuslichen Pflegealltag emotional und praktisch erleichtern. Er will Ihnen aber auch geistig-seelisch Mut dazu machen. Einem lieben Menschen zu helfen, bringt sicherlich nicht nur Mühe und Verdruss, sondern mit Sicherheit auch neue Nähe und neue, beglückende Erfahrungen.

Wir beglückwünschen Sie zu Ihrem Entschluss! ...“

Ein paar Gedanken zu meiner Pflegeerfahrung:

Mit Sicherheit habe ich durch die häusliche Pflege eine neue Nähe zu meinem geliebten Mann und neue beglückende Erfahrungen sammeln können.

Die sogenannten ‚Mühen' sind zu einer Bereicherung meines Lebens geworden, von der ich heute noch und immer zehren kann. Das darf aber nicht darüber hinwegtäuschen, dass ich oft genug auch bis an die Grenzen meiner körperlichen und geistigen Belastbarkeit gehen musste. Doch die positive Entscheidung für eine Pflege in seinem über alles geliebten Haus, umgeben von seiner Familie, hat auch diese Belastung niemals in Frage gestellt.

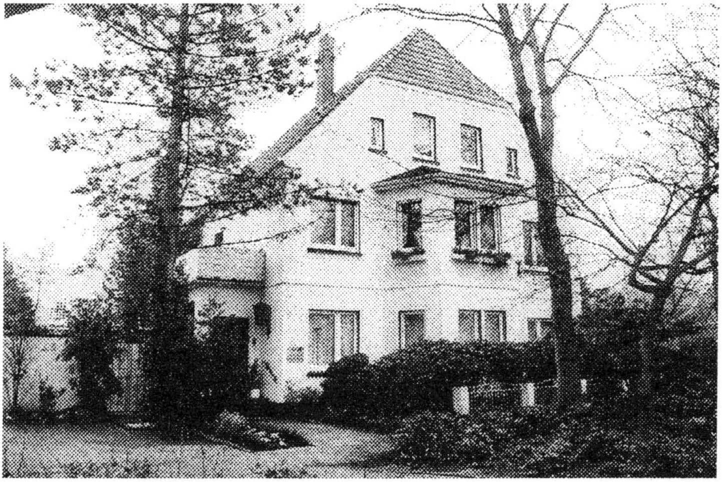

Seine Heimat bis zum Ende

Meine Kraftquellen

Wiederholt werde ich von Außenstehenden gefragt: „Wie haben Sie denn das bloß geschafft? Sie sind doch so zart und das muss doch furchtbar schwer gewesen sein! Was waren denn Ihre Kraftquellen bei der Pflege Ihres Mannes?"

Nun, es war die Liebe zu meinem Mann, mein Verständnis von Ehe, von Partnerschaft, von Zusammenhalt in guten und in schweren Zeiten.

Es waren zudem meine Gebete zu Gott und die Stärkung durch meine wunderbare Großfamilie. Beides gab mir die Gewissheit, dass ich nicht alleine bin, mich geborgen fühlen kann.

Positiv mitgewirkt hat mit Sicherheit auch meine gesunde Ernährung in Verbindung mit Bewegung, besonders im Gesundheitsstudio unserer Tochter Gratiela. Gesunde Ernährung und Bewegungstraining, verbunden mit krankengymnastischen Übungen bei meiner Enkelin Tanja, habe ich bis heute beibehalten, sind sie doch der Garant für ein aktives Leben auch im Alter.

Kraft gaben mir auch die vielfachen geistigen Aktivitäten beim Umgang mit meinen Schülern, die ich trotz der Pflege nicht aufgab. Mein Engagement im Legasthenieverband und beim Parität waren sicherlich ebenso eine Kraftquelle für mein eigenes Leben.

Die wichtigste Quelle jedoch war mein Mann. Sein Umgang mit der Krankheit war für mich täglicher Antrieb, die Pflegesituation zu meistern.

Unsere Verbündeten im Kampf gegen die Krankheit

In diesem Kapitel möchte ich noch einmal die wichtigsten Verbündeten im Kampf gegen die Krankheit zusammenfassen, einzelne Momente noch einmal besonders betonen.

Das Beatmungsgerät
war eine lebensrettende Maßnahme, durch die die Heimbeatmung mit der Individualmaske während des Nacht- und Mittagsschlafs möglich war.

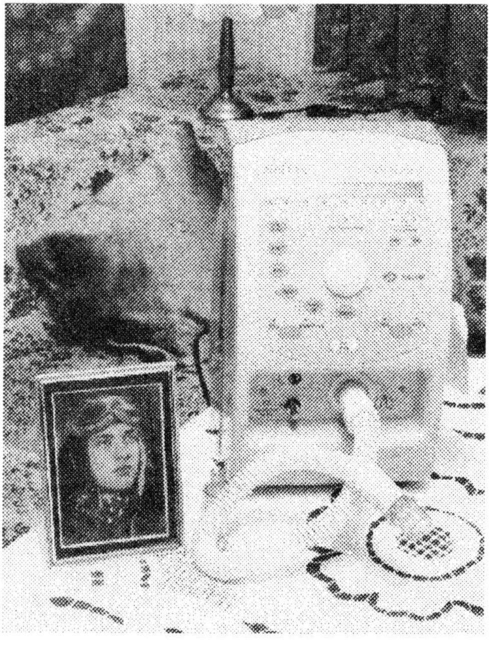

Der Sauerstoffkonzentrator
mit Nasenbrille zur besseren und geregelten Sauerstoffversorgung führte meinem Mann den Sauerstoff zu, den er als Lebenselixier benötigte.

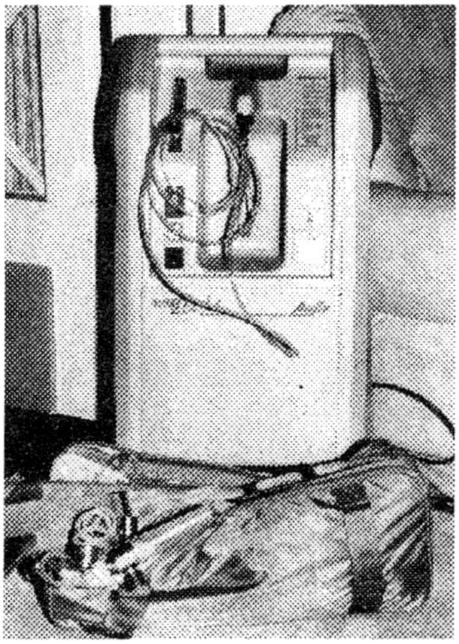

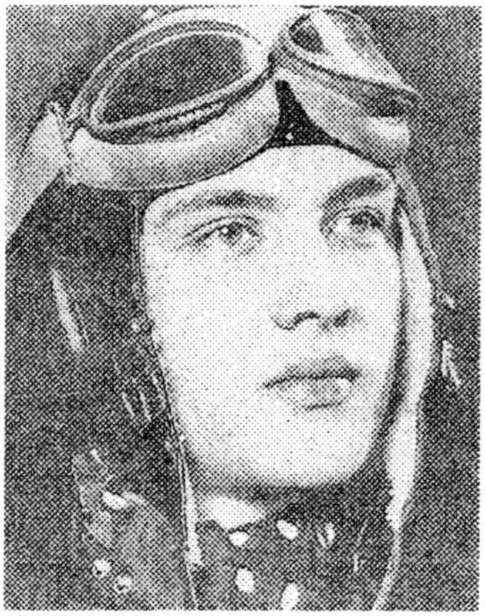

Der junge Sturzkampfflieger Hans-Joachim
Seine vielfältigen Erfahrungen im Umgang mit Sauerstoffmasken halfen, die Heimbeatmung so gut gelingen zu lassen. Dazu gehört sicherlich auch die Erfahrung mit Grenzsituationen.

Der Bewegungstrainer der Firma Medica zum Training der Fuß- und Handmuskulatur, zur Verbesserung der Magen- und Darmbewegung, zur Stabilisierung der Herz- und Lungentätigkeit war neben den medizinischen Geräten im Bereich der Heimbeatmung ein wesentliches Überlebensgerät.

Das UNGLAUBLICHE trat schon kurze Zeit nach der Benutzung ein: Jochens Stimme kam wieder, die Schluckbeschwerden hörten auf, Jochen konnte erneut mit Genuss essen und eine Verbesserung der Lungenfunktionsfähigkeit wurde außerdem erreicht.

„... Das Befinden anhaltend recht stabil; nachts intermittierend Angstgefühle; führt die Heimbeatmung regelmäßig nachts und in den Mittagsstunden durch; Atemwegswiderstand (ROS) normwertig; seit der letzten Untersuchung vom März dieses Jahres keine Verschlechterung, die Lungenfunktion hinsichtlich der Vitalkapazität sogar besser. Auch die Mikroblutgasanalyse ist recht gut. Eine medikamentöse Therapie ist meinerseits nicht erforderlich.“
(Dr. med. Silke Hinrichs, Fachärztin für Innere Medizin, Pneumologie, Allergologie)

Der Befund nach der letzten eineinhalbtägigen Kontrolluntersuchung im Krankenhaus am 14.10.2003 lautete: *Sauerstofftherapie und nIPPV-Beatmung in unveränderter Einstellung einschließlich Warm-*

luftbefeuchter. Keine Änderung der Therapie notwendig.

Die Medikamente
RILUTEK – Das zur Zeit einzig bekannte Medikament, das den Verlauf der Krankheit verzögert und durch seine regelmäßige Einnahme eine Verlängerung der Lebenserwartung und Verbesserung der Lebensqualität erreichen kann. Zudem nahm mein Mann das blutdrucksenkende Mittel DELIX 2,5 einmal pro Tag und CALCIMAGON D 3 Kautabletten, die zum Aufbau der Knochen dienten.

Der tägliche morgendliche **Frischkornbrei** und tagsüber vollwertige schmackhafte Ernährung für den mit Begeisterung essenden Hans-Joachim.

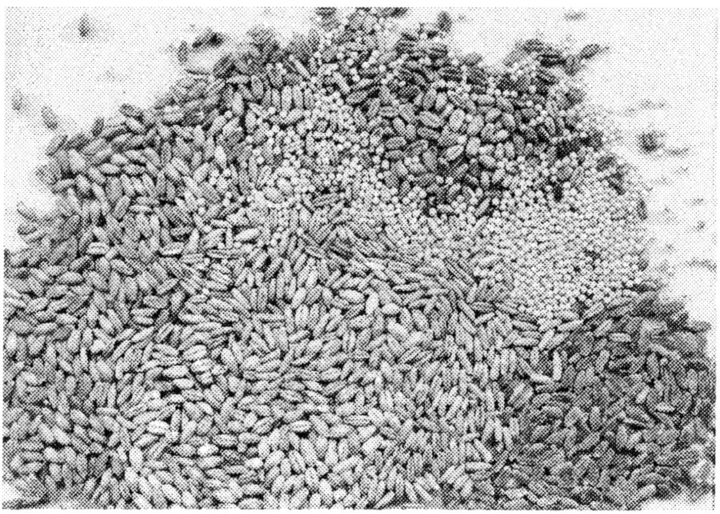

Der **elektrische Rollstuhl** war nur eine Übergangshilfe. Gleichwohl half er zumindest einige Zeit, eine Mobilität innerhalb des Hauses herzustellen.

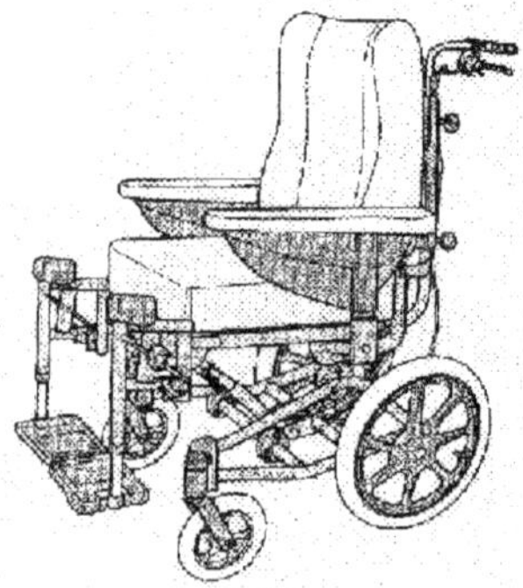

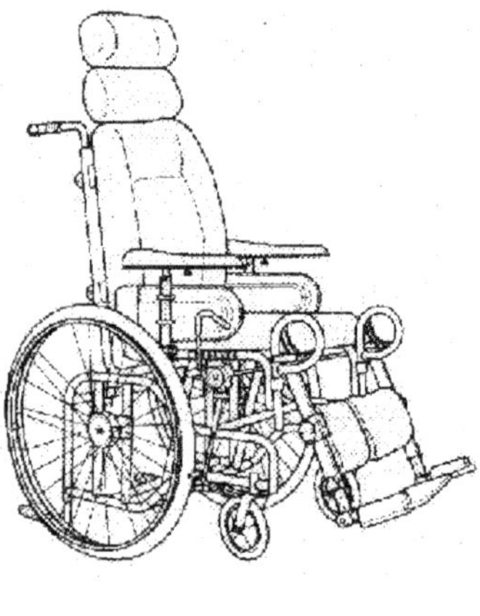

Erst ein **Pflegerollstuhl** brachte die nötige Erleichterung auch für mich.
Nun war ER es, der jede Gelegenheit willkommen hieß, um in ‚seine Stadt' gefahren zu werden, um mit ‚ihren Bürgern' sprechen zu können und zu ‚seinem Stoppelmarkt' zu kommen.

Sein Glaube

„In der Familie erhält der Mensch seine Prägung für das Leben vor Gott, mit Gott.“ Was christliche Wertvorstellungen bedeuten, das haben meinem Mann die Eltern und Großeltern als praktizierende Christen vorgelebt. Auch die Grundlagen für sein umfassendes kirchengeschichtliches Wissen wurden schon durch Gespräche im Elternhaus gesetzt. Er hat dieses Vorbild übernommen und ebenfalls vorgelebt, nicht nur in seiner Familie, sondern auch in der Öffentlichkeit, in seinem Dienst am Nächsten.

Die Bibel war für ihn das heiligste Buch, denn Gott sprach daraus zu ihm, zu allen Menschen. Sie, die Heilige Schrift, konnte ihm die offenen Fragen des Lebens beantworten. Gerade in der Zeit seiner Krankheit haben mein Mann und ich über viele Fragen tiefgründige Gespräche geführt. Das tägliche Morgengebet in freier Form, ein Dankeschön für jeden neuen Tag, der ihm, uns, wieder geschenkt wurde, das war nun selbstverständlich geworden.

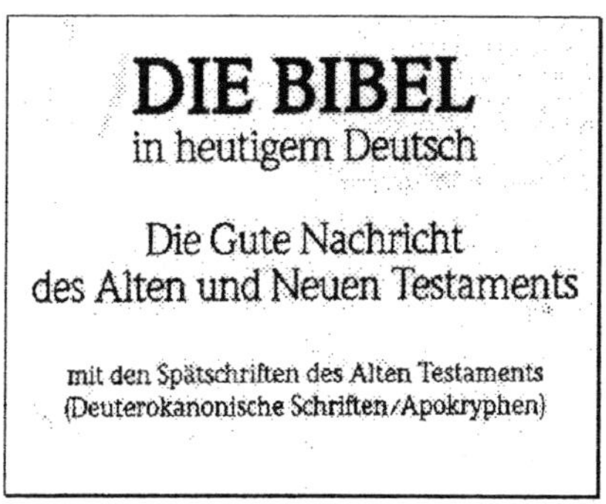
DIE BIBEL
in heutigem Deutsch

Die Gute Nachricht
des Alten und Neuen Testaments

mit den Spätschriften des Alten Testaments
(Deuterokanonische Schriften/Apokryphen)

Seine Gottergebenheit wurde besonders deutlich, als er den ALS-Befund erhielt. Seine ruhige Frage „Wie lange noch?“ und die Antwort „Etwa ein halbes Jahr!“ nahm er widerspruchslos hin. Von ihm kam nie ein Klagen, nur Dankbarkeit für alles Zurückliegende und für alles Geschenkte.

Als Sturzkampfflieger hatte er vor jedem neuen Einsatz mit dem Leben abgeschlossen, sich bekreuzigt und sich Gottes Willen anvertraut. Dieses Bekreuzigen behielt er auch später bei, bei Abflügen oder Landungen mit dem Fugzeug, sogar bei längeren Fahrten mit dem Auto.

Das Tischgebet, der sonntägliche Gang zur Messe, die Maiandachten, die Verehrung der Gottesmutter (nun ziert sie seinen Grabstein und umhüllt ihn dort mit ihrem schützenden Mantel) und die Rosenkranzgebete waren Bestandteile seines täglichen Lebens. Als ihm die Fahrten mit dem Rollstuhl zur Kirche zu beschwerlich wurden, wie glücklich war er, als der Herr Propst die Krankenkommunion ins Haus brachte.

„Die 10 Gebote aus dem Alten Testament findest du doch auch in den Gesetzen des Bürgerlichen Gesetzbuches wieder.“ Mit diesen Worten fand er auch immer die Anbindung zu einem Teil seiner früheren beruflichen Tätigkeit. Er war und blieb bis an sein Lebensende ein praktizierender Christ, dem das Gebot der christlichen Nächstenliebe das bedeutungsvollste war: Auch für ANDERE da sein. „Jesus

Christus hat gesagt: Liebe deinen Nächsten wie dich selbst. Aber er hat nicht gesagt: Liebe deinen Nächsten mehr als dich selbst.“ Verständnis für eine rücksichtslose Selbstausbeutung hatte er nicht.

Seine sozialen Beziehungen

Mein Mann war eingebunden in das soziale Leben der Stadt Vechta. Auch nach seiner Pensionierung und dem Rückzug aus der aktiven Politik blieben ihm noch vielfältige soziale Aufgaben beim Deutschen Familienbund, beim Paritätischen Wohlfahrtsverband, beim Legasthenieverband und vieles mehr. Vor allem aber blieben ihm seine Freunde und seine Einbindung in die Stadt Vechta – und sein Stoppelmarkt.

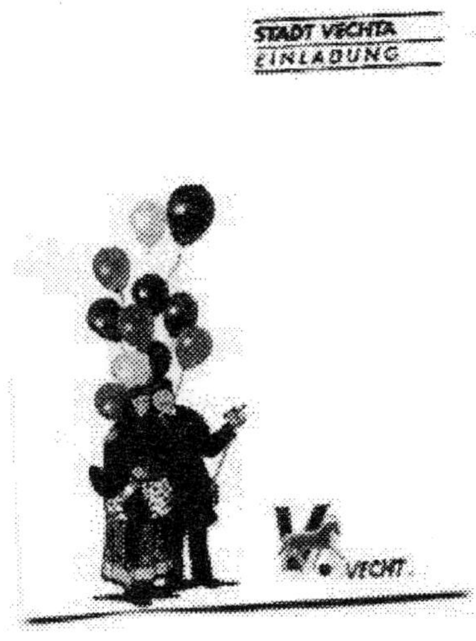

Das Haus

Für meinen Mann war unser Haus und die ihm damit gegebene vertraute und sichere Umgebung vielleicht einer der wichtigsten Verbündeten. Hier war sein Platz, sein Leben. Erst durch die Krankheit meines Mannes habe auch ich begriffen, welche Bedeutung ein eigenes Haus haben kann.

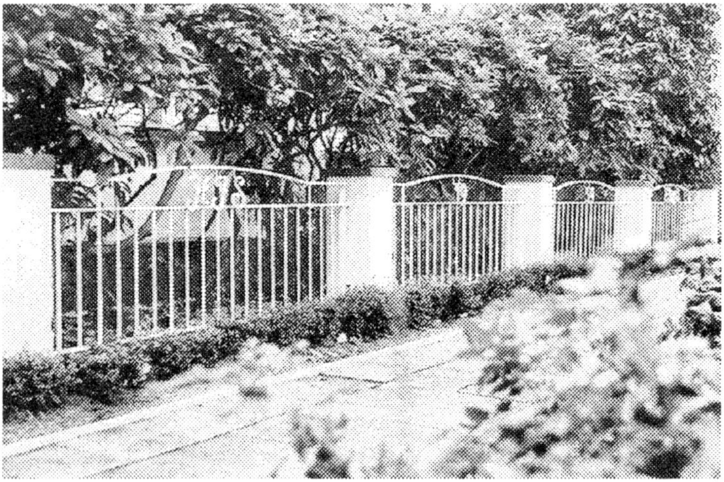

Der Zaun um unser Haus mit seinen Initialen

Die Familie

Ohne den Rückhalt der Familie hätte mein Mann niemals die Kraft besessen, seinen Weg im Umgang mit ALS zu beschreiten. Er konnte weiterhin am Leben seiner Kinder und Enkelkinder teilnehmen. Ihre bejahende Teilnahme an seinem Leben gaben ihm die Sicherheit, weiterhin anerkannter Teil der Familie zu sein.

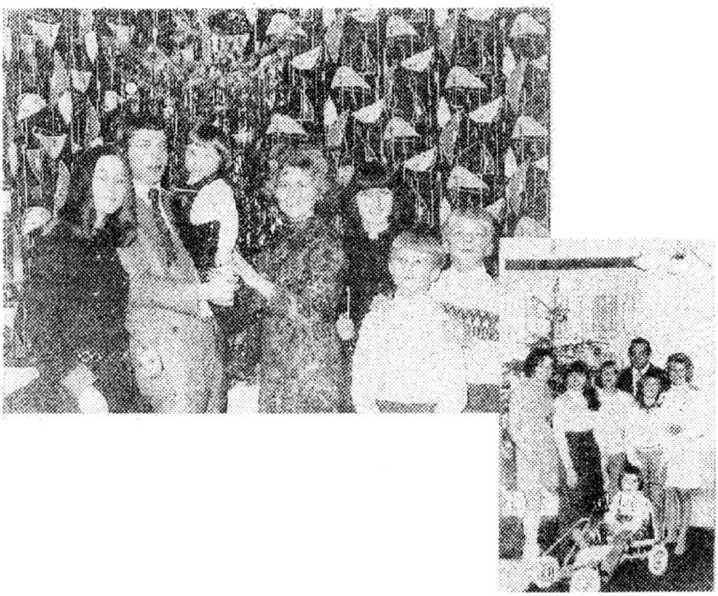

Der Rückhalt in seinem Leben – Die Familie

Worte des Trostes zur ‚Wegweisung' und zum ‚Ausblick'

Bei unseren Mitverbündeten gab es keinen Vorrang, sondern es waren Zahnräder von positiven Ineinanderflechtungen. Dieses wurde von einem starken Überlebenswillen, von unserer Liebe gedreht und von Gott selber angehalten. Mein geliebter Mann durfte in meinen Armen, in seinem Haus, ohne die geringsten Anzeichen von Schmerzen, durch einen Sekunden-Herztod – einfach so – hinüberschlafen.

Wenn mich danach oftmals die Verzweiflung erdrücken wollte, dann waren es die großen Liebesbemühungen der Familie und innige Worte des Trostes, die mir allmählich aus meinem Elend heraushalfen.

Die Vorsitzende des Vereins der Muskelkranken

„Einen größeren Liebes- und Vertrauensbeweis konnte Ihnen Ihr Mann doch gar nicht geben, als diese Art seines Sterbens: Das Zurückfallenlassen in Ihre Arme. Er wusste: Auch da wird sie mir beistehen und auch nachher alles meistern."

Frau Anne Kreiling

Die Leiterin des ALS-Gesprächskreises

„Liebe Frau Soremba,

... Danke für die Zusendung Ihrer ‚Geschichte unserer Ehe'.

Sie schildern sehr eindrucksvoll, wie Ihre gegenseitige Liebe, das wortlose Verstehen der geliebten Person, Kraft und Motor war für die Pflege und sorgende Begleitung Ihres lieben Mannes.

Ich denke, vielen, die Ihr Buch lesen werden, wird viel Angst vor einer schrecklichen Zeit genommen. Es wird deutlich, wie viel Glück, Liebe und innige

Verbundenheit, wie viel wunderbare Zeit uns trotz der Krankheit noch geschenkt wird.

Sie klagen mit keinem Wort. Auch in unseren vielen Gesprächen kam nie ein bitteres Wort. Die Pflege und Begleitung war nie ein Opfer für Sie, sondern eine Selbstverständlichkeit. Die Zeit hat Ihnen diesen Weg vorgegeben.

Durch die große Liebe für Ihren Gatten, die Liebe Ihres Mannes für Sie, gingen Sie diesen Weg, wissend, alle Zeit liegt in Gottes Hand. Durch ihn wird alles gut.

Ich wünsche Ihnen, dass Sie aus den Erinnerungen an die vielen schönen, gemeinsamen Jahre immer wieder Kraft und Freude schöpfen können.

Wenn Sie dann auch noch durch Ihr Buch anderen Mut machen, ist das ein großes Geschenk für ALS-Kranke und ihre Angehörigen ..."

Frau Heike Wolter

Seelsorger Propst Günther Weigand,
Katholische Propstei St. Georg, Vechta

Als ich nach dem Tod meines Mannes eigentlich „aufgeben“ wollte, war es das Gespräch mit Propst Weigand, das mir ein Wegweiser war.

„Frau Soremba“, sagte er, „ich kann Ihnen noch keine ‚Entlassung‘ geben. Natürlich möchte der Jochen auch seine Edith bei sich haben. Aber Ihre Zeit ist noch nicht um. Sie haben noch Aufgaben zu erfüllen in Familie, Therapie und Öffentlichkeit. Ihr Mann hat sein Schicksal tapfer getragen und Sie wollen jetzt schon aufgeben?

Zwei Jahre lang konnte ich mich bei meinen Hausbesuchen als Seelsorger und Freund der Familie nicht nur von der Gottergebenheit, sondern auch von der Tapferkeit Ihres Mannes überzeugen.

Aber auch Sie haben etwas Großartiges bewiesen, indem Sie gezeigt haben, was häusliche Krankenpfle-ge im christlichen Sinne bedeutet. Sie haben Ihrem Mann durch Ihre Pflege und Liebe dieses wundervolle Weiterleben ermöglicht. Dieses beeindruckende Beispiel, das Sie beide der Familie und ANDEREN gegeben haben, müssen Sie nun – auch ohne ihn – in seinem Auftrag weitergeben: Sie müssen für Familie und ANDERE da sein!“

Diese Worte haben mich beschämt und zugleich aufgerichtet.

Die ‚Haustochter' Hedwig

„Aber Frau Soremba! Sie dürfen nicht so traurig sein. Sie können noch nicht zu Ihrem Mann. Sie kennen doch Ihren Mann. Der flirtet jetzt noch mit allen hübschen Engeln im Himmel herum. Und das dauert doch noch eine ganze Weile."

Gerade diese einfachen rührenden Worte forderten mir sogar ein kleines Lächeln ab.

Wie gut man ihn und seine kleinen liebenswerten Schwächen kannte und ihn auch gerade deswegen liebte.

Der behandelnde Orthopäde

„Liebe Frau Soremba,

mit großer Trauer habe ich vom Tod Ihres lieben Mannes aus der Zeitung erfahren, wenig später die Todesanzeige aus Vechta erhalten.

Ich habe Ihren Mann immer als großen Kämpfer erlebt, der seine Erkrankung eher bagatellisierte. Er wollte sich selbst nicht wichtig nehmen, er war bei mir immer der bescheidene Patient.

Ich weiß, wie sehr Sie beide aneinander hingen. Es wird für Sie sehr schwer werden, trotz aller Mühen um Ihren Mann, jetzt ohne ihn auskommen zu müssen. Ich hoffe sehr, dass Ihre Kinder Ihnen über diese schwere Zeit hinweg helfen. Seien Sie sich sicher, dass Ihr Mann in Gottes Händen gut aufgehoben ist. Das ist der Trost, der uns Christen ja nach schwerem Abschied bleibt."

„Liebe Frau Soremba,

ich darf nochmals auf unser Telefongespräch vom 23.4.2004 zurückkommen.

Nun liegt der Tod Ihres Mannes schon einige Monate zurück. Dennoch bleibt für Sie sicher unverändert Trauerarbeit zu leisten, die Ihnen niemand abnehmen kann. Wie wunderbar ist es aber doch, dass man als gläubiger Mensch diese Trauerarbeit wesentlich souveräner leisten kann, zumal Ihr Mann diesen unerschütterlichen Glauben an Gott mit Ihnen geteilt hat.

Die Nähe und Präsenz des Verstorbenen bleibt Ihnen allgegenwärtig, solange Sie die von ihm geschaffenen kleinen Kunstwerke um sich behalten und Sie in den vier Wänden bleiben, die Sie gemeinsam bewohnt haben. Wir wissen aus vielen Nahtoderfahrungen, dass mit dem Tode eben nicht alles vorbei ist, sondern ein zweites Leben beginnt. Dieses ist, nach allem was wir wissen und glauben, ungleich schöner als das diesseitige, frei von allen Verpflichtungen und Belastungen, die uns hier nicht erspart bleiben. Dass es Ihrem Mann jetzt wesentlich besser geht als in den letzten Monaten seines Lebens, dessen können Sie sich sicher sein. Aus meiner Sicht ist dieses wohl der größte Trost, nun zu wissen, dass alles Leiden irgendwann ein Ende hat und die Trennung von ihm nur eine gewisse Zeit besteht, bis auch wir alle dorthin gelangen, wo er jetzt ist."

Dr. med. Helmut Olberding
Arzt für Orthopädie-Sportmedizin

Das von Gott gewollte Ende

Der abgeklärte Hans-Joachim – er hatte sein Schicksal gottergeben angenommen und nie geklagt. Er war dankbar für alles und blieb weiterhin freundlich und hilfsbereit zu jedermann.

Mit dem Rest seiner körperlichen Möglichkeiten, der unglaublichen Kraft seiner geistigen Fähigkeiten und einer bewundernswerten Selbstdisziplin hat er einen eisernen Kampf geführt gegen die AMYOTROPHE LATERALSKLEROSE bis zum gottgewollten Ende.

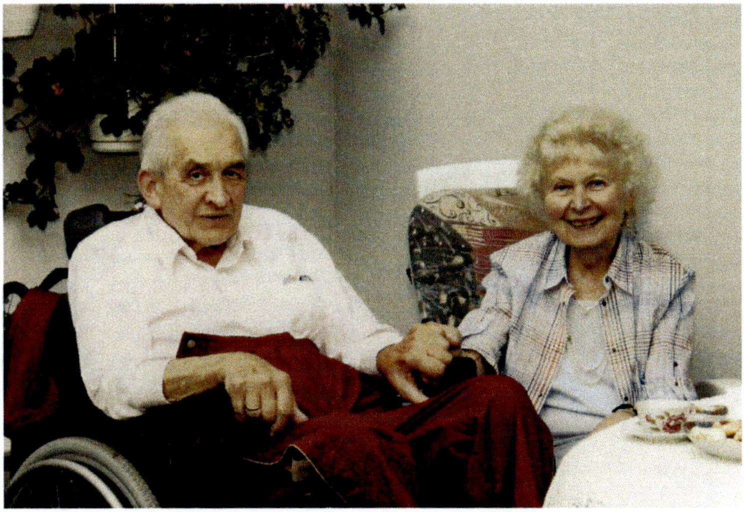

WIR WAREN TROTZ ALS SEHR GLÜCKLICH!

Doch auch der Tod kann uns nicht scheiden, er kann uns nur körperlich trennen. „Die Erinnerung ist das einzige Paradies, aus dem man nicht vertrieben werden kann." Dies war sein Wahlspruch. Die Erinnerung an ihn, an unsere 54-jährige Zweisamkeit, die gibt mir jetzt die Kraft zum Weiterleben für unsere Familie, zum Weiterwirken für meine Legastheniker und auch für Ratsuchende bei ALS.

MUT machen möchte ich (möchten wir) mit diesen Aufzeichnungen, MUT zu jedem Überlebenskampf bei jeder schicksalsschweren Krankheit!

(Danke-Anzeige in der Oldenburgischen Volkszeitung)

DANKE!

Hans-Joachim Soremba

Ich bedanke mich bei den vielen Menschen, die meinem geliebten verstorbenen Mann auf seinem letzten Weg begleitet haben und in der Propsteikirche versammelt waren, um für ihn zu beten.

Ich bedanke mich bei Herrn Propst Weigand und Herrn Pfarrer Büssing für den kirchlichen Beistand in Stunden größter Hoffnungslosigkeit und bei Herr Kaplan Holtmann für seine bewegende und einfühlsame Ansprache an die Trauergemeinde.

Ich bedanke mich für die ehrenden Nachrufe, für die Fülle von Kranz- und Blumenspenden, für eine Flut von Trostbriefen.

Ich bedanke mich für die vielen Zeichen inniger Verbundenheit durch Freunde, Nachbarschaft, durch unzählig viele Bürger **dieser Stadt Vechta**, die meinem Mann und mir als Heimatvertriebene eine 2. Heimat geworden ist.

„Auch für ANDERE da sein" – das hat mein Mann praktiziert. Das ECHO kam zurück!

Was Hilfsbereitschaft, selbstloses Handeln, was christliche Nächstenliebe bedeutet, das haben mein Mann und ich in den 2 Jahren eines gemeinsam getragenen Leidensweges erfahren dürfen.
Dafür ein herzliches **DANKESCHÖN** und ein inniges **VERGELT'S GOTT!**

Edith-Maria Soremba und Familie

DANKE
sagen möchte ich meinen Schicksalswegbegleitern, die durch ihre Worte zum ‚Geleit', zum ‚Ausblick' und im Text diesen Erfahrungsbericht mit geformt haben.

DANKE
sagen möchte ich meiner tapferen Familie, die mich durch ihre Liebe und Geduld (wieder) zum Schreiben aufgebaut hat.

DANKE
sagen möchte ich meinen treuen Freunden, die mich jahrzehntelang in allen Lebenslagen begleitet und direkt oder indirekt bei dieser Niederschrift mitgewirkt haben.

DANKE
sagen möchte ich allen Menschen, die mich zum Aufzeichnen meiner (unserer) positiven Erfahrungen im Umgang mit der ALS ermuntert haben.

MÖGE
diese Broschüre nun selbst ihren Auftrag erfüllen und ein

MUT-SPENDER werden für BETROFFENE und ein HOFFNUNGSSPENDER für LIEBENDE.

Unsere drei wichtigsten Stationen:

Unser Eheversprechen in der Pfarrkirche St. Georg in Vechta

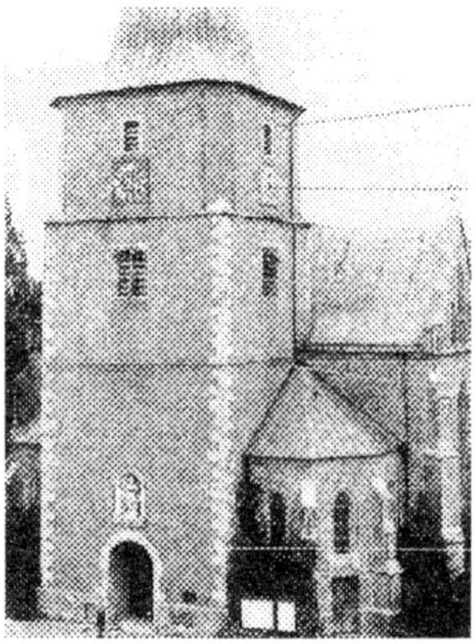

Die Erneuerung des Eheversprechens in derselben Kirche anlässlich der Silbernen Hochzeit

Die Erneuerung unseres Eheversprechens in der Johannesklosterkirche in Lahnstein zur Goldenen Hochzeit

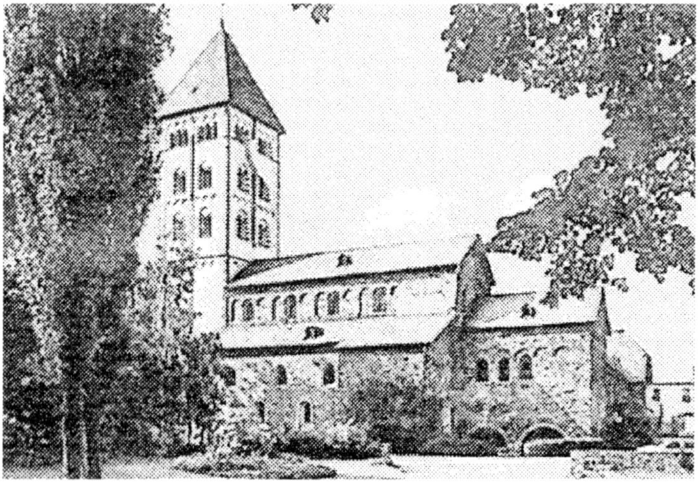

Ein Wort danach

Das Schreiben dieses Buches innerhalb eines Jahres hat mir sehr viel an Kraft abverlangt, denn es wurden immer wieder bedrückende Erlebnisse aufgewühlt, die inzwischen schon vergessen zu sein schienen. Vor allem fehlte mir mein Mann an meiner Seite, der früher als Lektor bei all meinen Veröffentlichungen mitgewirkt hat.

Oftmals tauchte bei der Schilderung des Krankheitsverlaufs die Frage in mir auf: Darf ich auch andere Menschen so weit auf unseren Lebensspuren mitwandern lassen? Ich suchte eine innere Rücksprache mit meinem Mann. Kurz vor Fertigstellung dieses Buches hörte ich seine Worte: „Schreibe auf, was uns geholfen hat! Du kannst doch schreiben!“ Und da hatte ich ihn bildlich wieder vor Augen, wie er mit seinem Rollstuhl während eines Treffens beim ALS-Gesprächskreis auf die Zweifler der Heimbeatmung zufuhr. Mit sehr eindringlichen, fast beschwörenden Worten versuchte er, ihnen die Rettung vor dem Erstickungstod durch ein Beatmungsgerät zu schildern und bot weitere ständige Hilfe bei telefonischen Nachfragen an.
Möge dieses Buch mir nun den Auftrag abnehmen, seine Aufgabe zu erfüllen, Menschen von der Möglichkeit zu überzeugen, mit einer unheilbaren Krankheit dennoch glücklich leben zu können.

Aus einem Brief – Auch so lebt mein Mann weiter

„... Als ich unseren Sohn zur therapeutischen Schulung anmeldete, wurden wir von dem Ehepaar Soremba mit einer unglaublichen und für sie selbstverständlichen Freundlichkeit aufgenommen, die es leider nur zu selten gibt. Wir merkten gleich: „Wir sind willkommen."
Unser Sohn und auch andere Schüler, die auch therapeutisch geschult wurden, erlebten die Zeit mit, als Herr Soremba sehr krank war. Sie sahen, wie viel Pflege und Fürsorge, aber auch Liebe und Güte, Hilfsbereitschaft und Verantwortung einem kranken Menschen entgegengebracht wurde und was zum Leben dazu gehört. Die Kinder wurden selbstverständlich auch in dieses Leben mit einbezogen. Sie lernten dabei etwas sehr Wichtiges für ihr Leben ..."

Und so arbeite ich im Sinne meines Mannes voller Freude weiter mit meinen Schützlingen.
Meinem Mann und mir war das „Sorgentelefon" für Menschen mit Lese- und Rechtschreibproblemen ein besonderes Anliegen, denn wir haben gemerkt, dass gerade hier neben dem fachlichen Rat die menschliche Zuneigung benötigt wird. Daher führe ich es auch heute noch für Niedersachsen ehrenamtlich weiter.

LITERATUR

Amyotrophe Lateralsklerose: Überlegungen zu Ursprung und Pathophysiologie der Erkrankung Journal für Neurologie, Neurochirurgie und Psychiatrie 2003; 4 (4): 6-12.

Bruker, Dr. med. M.O.: ‚Unsere Nahrung – unser Schicksal'. EMU-Verlag, Lahnstein.

Bourke SC, Bullock RE, Williams TL, Shaw PJ, Gibson GJ. Noninvasive ventilation in ALS: indications and effect on Quality of life. Neurology. 2003 Jul 22; 61 (2): 171-7.

Bruker, Dr. med. M.O.: ‚Allergien müssen nicht sein' mit Rezepten von Ilse Gutjahr. EMU-Verlag, Lahnstein 1989

Bundesministerium für Gesundheit, Referat Öffentlichkeitsarbeit, Bonn: ‚PFLEGEN ZU HAUSE' (Ratgeber für die häusliche Pflege).

Dengler, Reinhard; Ludolph, Elmar und Zierz, Stephan: Amyotrophe Lateralsklerose. Stuttgart 2000.

Deutsche Gesellschaft für Muskelkranke e.V.: ‚Amyotrophe Lateralsklerose (ALS). Eine Information für Patienten und Angehörige.' DGM e.V. Freiburg.

DGM-Info: ‚Amyotrophe Lateralsklerose (‚ALS')'. Deutsche Gesellschaft für Muskelkranke e.V. (DGM), Bundesgeschäftsstelle, Im Moos 4, 79112 Freibung.

Kast, Verena: ‚Vom Sinn der Angst.' Herder Spektrum.

Kleopa KA, Sherman M, Neal B, Romano GJ, Heiman-Patterson T.: Bipap improves survival and rate of pulmonary function decline in patients with ‚ALS'. J Neurol Sci. 1999 Mar 15; 164 (1): 82-8.

Kübler-Ross, Elisabeth: ‚Über den Tod und das Leben danach'. Verlag ‚Die Silberschnur' GmbH, Melsbach.

Marchand, A., Letarte, A.: ‚Keine Panik mehr H.'. Herder Spektrum.

Mehrere Autoren (Zur Beschreibung der Aktivitäten des täglichen Lebens - ATL[s]): ‚Pflege Heute', Urban & Fischer, München, Jena 2001.

Soremba, Edith-Maria: ‚Legasthenie muß kein Schicksal sein (Was Eltern tun können, um ihren Kindern zu helfen.) Herder Spektrum. Verlag Herder, Freiburg im Breisgau, 1995.

Standardwerk für ALS: Prof. Dr. Bernhard Neundörfer. ‚Praxis der Amyotrophen Lateralsklerose'. UNI-Med Verlag AG.

Stephen W. Hawking: ‚Einsteins Traum. Expeditionen an die Grenzen der Raumzeit'. Rowohlt Verlag GmbH, Reinbek bei Hamburg.

THIEMEs Pflege: Professionalität erleben / Hrsg. Edith Kellnhauser ... ; begr. von Juliane Juchli. 10. vollst. überarb. Aufl. - Stuttgart 2004.

Westarp, Martin-Egon: Amyotrophe Lateralsklerose. Schattauer 1995.

Worlitschek Michael: ‚Die Praxis des Säure-Basen-Haushaltes, Grundlagen und Therapie'. Karl F. Haug-Verlag in MVS Medizinverlage Stuttgart 2003.

Anschriften

Deutsche Gesellschaft für Muskelkranke
Bundesgeschäftsstelle
Im Moos 4
79112 Freiburg/Brsg.
Telefon: 0 76 65 / 94 47 - 0
Fax: 0 76 65 / 94 47 - 20

Deutsche Gesellschaft für Muskelkranke
Landesverband Niedersachsen
Manfred Schulz (Vorsitzender)
Graf-Stauffenberg-Str. 2
49078 Osnabrück
Tel.: 05 41 / 44 41 80
Fax: 05 41 / 4 48 04 70
E-Mail: manfred.schulz@dgm.org

Deutsche Gesellschaft für Muskelkranke
Landesverband Niedersachsen –Sozialberatung –
Oldenburg: Susann Hylla
Tel. 0441/235-414
Di 9.00-12.00 Uhr Sprechstunde in der Neurologischen Praxis von Professor Dr. Engelhardt in der Marienestaße 11 in Oldenburg.
E-Mail:susann.hylla@dgm.org

ALS-Gesprächskreise in Niedersachsen:

Aurich
Gerda Krull
Ginsterweg 1
26632 Ihlow
Tel.: 0 49 29 / 5 28
Fax: 0 49 29 / 5 28

Bad Pyrmont
Monika Reker
Schierbruch 19
32667 Lügde
Tel.: (0 52 83) 94 98 53
Fax: (0 52 83) 94 98 55
E-Mail: monika.reker@dgm.org

Bremen
Markus Schnaars
Querreihe 5
28865 Lilienthal
Tel.: (0 47 92) 31 01 53
E-Mail: markus.schnaars@dgm.org
oder
Franz Koddenberg
Pfarrer-Kock-Str. 3
49681 Nikolausdorf
Tel.: (0 44 74) 12 16
E-Mail: franz.koddenberg@dgm.org

Göttingen
Günter Herold
Im Körbchen 27
37079 Göttingen
Tel.: (05 51) 6 55 44
Fax: (05 51) 5 04 18 10
E-Mail: guenter.herold@dgm.org

Hannover
Ingrid Haberland
31157 Sarstedt
Tel.: 0 50 66 / 6 31 44
Fax: 0 50 66 / 6 12 62
E-Mail: ingrid.haberland@dgm.org

Hildesheim
Hans-Christian Josten
Ahornweg 1A
31139 Hildesheim
Tel.: (0 51 21) 4 68 89
oder
Carsten Dahmen
Am Thie 1
31789 Hameln
Tel.: (0 51 51) 2 17 72

Oldenburg
Christa Hoffmann
Klingenbergstr. 83
26133 Oldenburg
Tel.: (04 41) 4 43 27
oder
Franz Koddenberg
Pfarrer-Kock-Str. 3
49681 Nikolausdorf
Tel.: (0 44 74) 12 16
E-Mail: franz.koddenberg@dgm.org

Osnabrück
Anita Schulz
Graf-Stauffenberg-Str. 2
49078 Osnabrück
Tel.: (05 41) 44 41 80
Fax: (05 41) 4 48 04 70
E-Mail: anita.schulz@dgm.org
oder
Heinz Witte
Wilhelmstraße 12
49076 Osnabrück
Tel.: (05 41) 4 15 59
E-Mail: heinz.witte@dgm.org

Papenburg
Franz Koddenberg
Pfarrer-Kock-Str. 3
49681 Nikolausdorf

Tel.: (0 44 74) 12 16
E-Mail: franz.koddenberg@dgm.org

Syke
Heide Wolter
Nelkenstr. 13
28857 Syke
Tel.: (0 42 42) 8 01 23
E-Mail: heide.wolter@dgm.org

Wolfsburg
Irmgard Winter
Fallersleber Str. 38
38554 Weyhausen
Tel.: (0 53 62) 73 18
E-Mail: irmgard.winter@dgm.org

Muskelzentrum Nordwest
Leiter/Sprecher:
Prof. Dr. med. A. Engelhardt,
Chefarzt der Neurologischen Klinik, Evangelisches Krankenhaus
Oldenburg, Steinweg 13-17, 26122 Oldenburg,
Tel.: 0441/236-414

Die Anschriften und Adressen der anderen Muskelzentren in der Bundesrepublik und Niedersachen sind im Internet abzurufen unter
http://www.dgm.org/medfo/mz_liste.php3

Schönhofer, Prof. Dr. Bernd: Leiter des Klinikums Hannover Oststadt, Podbielskistraße 380, 30659 Hannover. Abteilung Pneumologie und Internistische Intensivmedizin

Der Paritätische Wohlfahrtsverband –
Bundesverband
Oranienburger Str. 13-14
D - 10178 Berlin
Telefon +49 (0) 30 - 24636 - 0
Telefax +49 (0) 30 - 24636 – 110

Der Paritätische Wohlfahrtsverband –
Landesverband Niedersachsen e.V.
Gandhistraße 5a
30559 Hannover
Telefon 05 11 / 52 48 6 - 0
Telefax 05 11 / 52 48 6 - 333

Der Paritätische Wohlfahrtsverband –
Landesverband Niedersachsen e.V.
Fachbereich Behindertenhilfe
Südring 13
31582 Nienburg-Weser
Tel. 05021-6045-12

Sozialverband VDK Deutschland
Bundesverband
In den Ministergärten 4
10117 Berlin
Telefon: 0 30/7 26 29-04 00
Telefax: 0 30/7 26 29-04 99

Sozialverband VDK Nord
Nikolausstraße 11
26135 Oldenburg -
Tel. 0441/21029-0 –
Fax 0441/21029-10

Deutscher Familienverband, DFV
Luisenstr. 48
10117 Berlin
Telefon 030 / 30 88 29 60
Telefax 030 / 30 88 29 61

Deutscher Familienverband
Landesverband Niedersachsen e.V.
Lavesstr. 81
30159 Hannover oder
Postfach 1424
30014 Hannover
Telefon 0511 / 551500
Telefax 0511 / 3530264
e-mail: DFV-Niedersachsen@t-online.de

Bundesministerium für Gesundheit und
Soziale Sicherung (BMGS)
Referat Information, Publikation, Redaktion
Postfach 500
53108 Bonn Tel.: 018 88 441 - 0
Fax: 018 88 441 - 22 54
E-Mail: info@bmgs.bund.de
(Das Bundesministerium bietet wichtige Broschüren zur Pflege, die im Internet heruntergeladen oder kostenlos bestellt werden können.)

Die Anschriften von Ärzten und Muskelzentren finden Sie in den angegebenen Internetadressen, sie können an dieser Stelle nicht alle angegeben werden.

InternetAdressen

http://www.als-site.de/
Das deutsche Linkportal zum Thema ALS. Dort gibt es fast alles, was zur Thematik im Internet zu finden ist, wichtige Überblicke, Literaturhinweise und Fachadressen.

http://www.dgm.org/
Die Seiten der Deutschen Gesellschaft für Muskelkranke mit Informationen und Broschüren zum Thema ALS und Pflege zum Herunterladen

http://www.als-charite.de/index2.html
Die Seiten der ALS-Ambulanz der Charité in Berlin

http://www.immendorff-stipendium.de/
Internetseiten von Jörg Immendorff und der Immendorff-Stiftung

http://www.muskelschwund.de/
Internetseiten der Deutschen Muskelschwund-Hilfe mit vielen Informationen zu rechtlichen, finanziellen und medizinischen Fragen

http://www.neurohelp.ch/als.htm
Wichtige grundlegende Einführung in die medizinische Seite von ALS durch Dr. med. Kai Rösler

(auf den Seiten finden sich jeweils weitere Links)

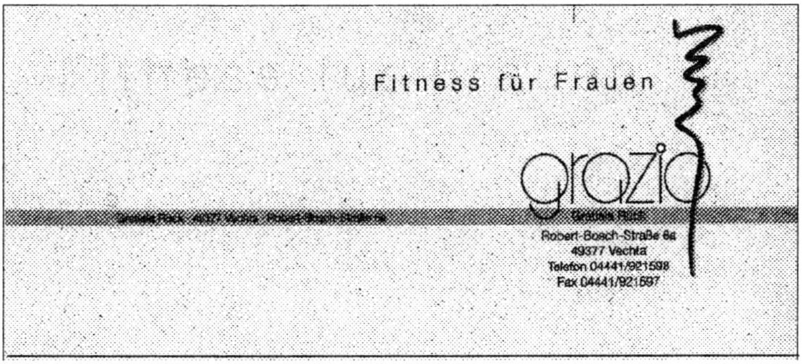
Fitness für Frauen
grazia
Robert-Bosch-Straße 6a
49377 Vechta
Telefon 04441/921598
Fax 04441/921597

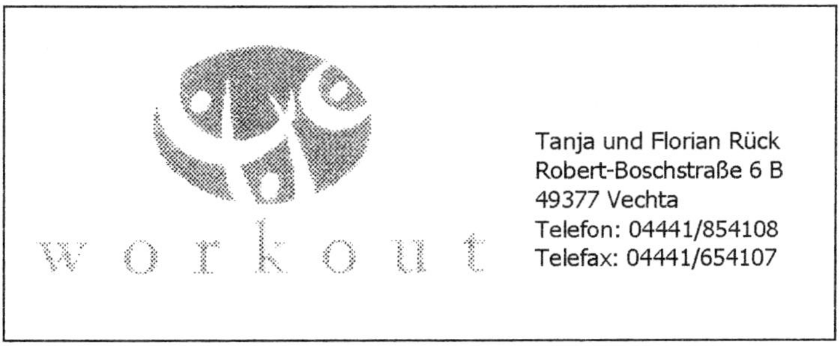
workout
Tanja und Florian Rück
Robert-Boschstraße 6 B
49377 Vechta
Telefon: 04441/854108
Telefax: 04441/654107

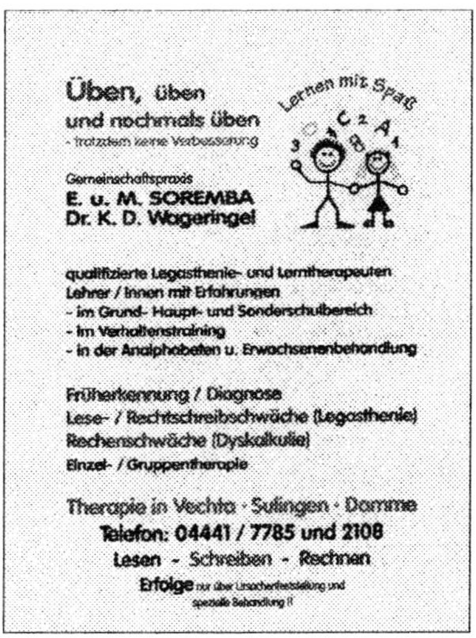
Üben, üben
und nochmals üben
Lernen mit Spaß
Gemeinschaftspraxis
E. u. M. SOREMBA
Dr. K. D. Wageringel
qualifizierte Legasthenie- und Lerntherapeuten
Lehrer / Innen mit Erfahrungen
- im Grund- Haupt- und Sonderschulbereich
- im Verhaltenstraining
- in der Analphabeten u. Erwachsenenbehandlung
Früherkennung / Diagnose
Lese- / Rechtschreibschwäche (Legasthenie)
Rechenschwäche (Dyskalkulie)
Einzel- / Gruppentherapie
Therapie in Vechta · Sulingen · Damme
Telefon: 04441 / 7785 und 2108
Lesen - Schreiben - Rechnen
Erfolge

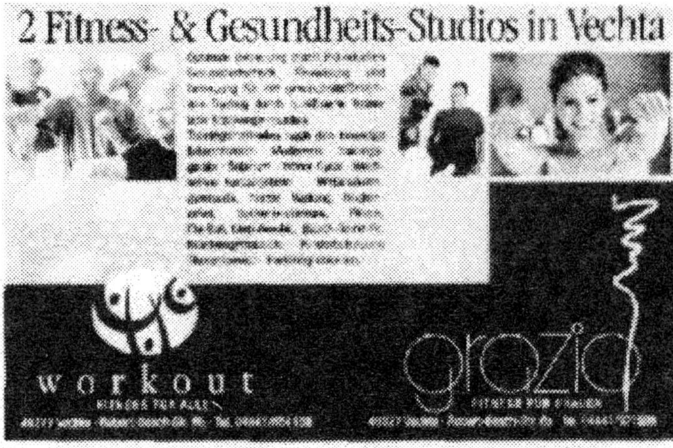
2 Fitness- & Gesundheits-Studios in Vechta
workout
grazia

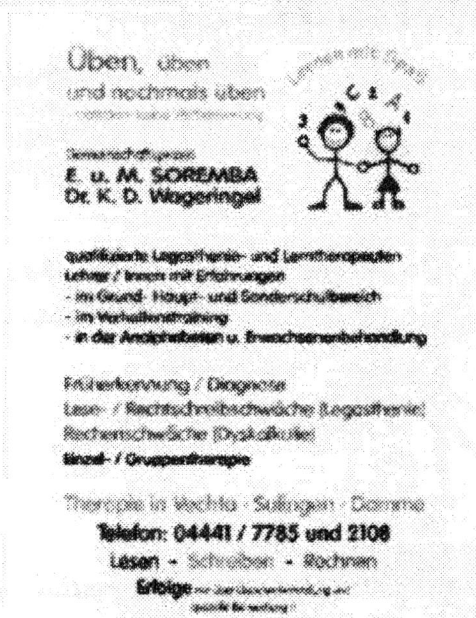
Üben, üben
und nochmals üben
E. u. M. SOREMBA
Dr. K. D. Wageringel
- im Grund- Haupt- und Sonderschulbereich
Früherkennung / Diagnose
Therapie in Vechta · Sulingen · Damme
Telefon: 04441 / 7785 und 2108
Lesen - Schreiben - Rechnen
Erfolge

Kinderherzhilfe Vechta e.V.

Kontakt:
Marigrete Imvalle
Corveystraße 4,
49456 Bakum
Tel. 04446/7351

Hilfe für Krebskranke Kinder

Kontakt:
Margret Preuß
Schulstraße 6
49377 Vechta-Langförden
Tel. 04447/367

Kinderhospiz Löwenherz

Kontakt:
Kinderhospiz Löwenherz e.V.
Hauptstraße 45
28857 Syke
Tel. 04242 / 57890
www.kinderhospiz-loewenherz.de